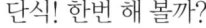

단식! 한번 해 볼까?

# 단식! 한번 해 볼까?

초판 2쇄 발행일 2017년 3월 27일
초판 1쇄 발행일 2016년 2월 27일

**지은이** 신근식
**펴낸이** 양옥매
**디자인** 이윤경
**교 정** 조준경

**펴낸곳** 도서출판 책과나무
**출판등록** 제2012-000376
**주소** 서울특별시 마포구 월드컵북로 44길 37 천지빌딩 3층
**대표전화** 02.372.1537 **팩스** 02.372.1538
**이메일** booknamu2007@naver.com
**홈페이지** www.booknamu.com
ISBN 979-11-5776-122-7(13510)

이 도서의 국립중앙도서관 출판시도서목록(CIP)은 서지정보유통지원 시스템
홈페이지(http://seoji.nl.go.kr)와 국가자료공동목록시스템
(http://www.nl.go.kr/kolisnet)에서 이용하실 수 있습니다.
(CIP제어번호 : CIP2015032333)

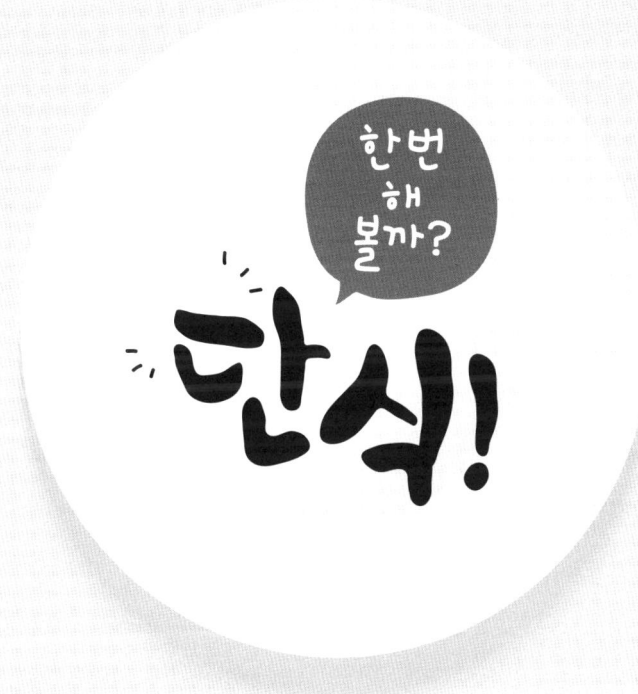

한번
해
볼까?

단식!

신 근 식 지음

책나무과무

물질문명의 발달로 현대인들은 풍요로운 생활을 영위하게 되면서 평균수명이 늘어나고 건강한 삶을 위한 보다 많은 기회를 갖게 되었다. 하지만 기회가 곧 위기라 그랬던가. 건강한 삶을 위한 많은 기회가 주어졌음에도 현대인들은 불규칙한 생활, 과잉영양, 운동부족, 과도한 스트레스 등으로 인해 예전보다 훨씬 더 건강에 위협이 되는 일들에 노출되어 있다.

특히 몸에 좋은 다양한 영양식품과 영양에 대한 수많은 정보들이 과잉영양을 초래하여 우리 몸에 오히려 해를 끼치는 결과를 초래하게 되었고 이로 인해 현대인들의 건강생활에 혼란을 야기하게 된 것은 의료인의 한 사람으로서 우려를 금할 수 없다.

그래서 여러 가지 건강법 중에서도 소식법, 단식법이 최근 각광을 받고 있는 이유도 여기에 있다고 볼 수 있다. 이전의 건강법은 영양가가 있고 어디 어디에 좋은 식품이나 약들을 많이 먹는 것에 초점을 맞췄다면 소식법이나 단식법은 보다 적게 먹어서 인체의 자연치유력을 높여 인체 스스로 건강과 균형을 찾아가도록 유도하는 건강법이라 인체에 무리를 주지 않고 자연적으로 건강을 되찾고 유지할 수 있도록 도와주는 방법이라 많은 이들의 관심을 받고 있다.

하지만 소식법과 단식법도 원리와 원칙이 없이 임의대로 하게 되면 건강에 오히려 해를 끼치는 경우도 많기 때문에 올바른 원리와 원칙에 입각한 방법으로 인체에 무리를 주지 않고 내 몸과 체질, 상황에 맞게 시행하는 것이 무엇보다 중요하다.

그러던 차에 수십 년간 명상과 단식을 접목하여 효율적인 단식법을 연구하여 온 신근식 원장님께서 그동안의 단식법에 대한 수많은 경험과 노하우를 평이한 용어로 풀어 쓴 책을 출간하게 된 것은 현대인들의 올바른 건강관리에 시사하는 바가 크다고 생각한다.

신근식 원장님은 단식원에서 다년간의 경험과 노하우를 바탕으로 단식의 원리와 효과, 단식을 위한 준비와 구체적인 단식방법과 함께 단식 후에 놓치기 쉬운 올바른 보식법과 식생활법에 대해서도 친절하고 누구나 따라 하기 쉽게 안내를 하고 있어 단식을 어려워하거나 두려워하는 사람들도 충분히 건강관리를 위해 참고해 볼만한 가치가 있을 것이라 확신한다.

보다 나은 삶을 위해 효율적인 건강관리에 신경을 쓰고자 하시는 분들이라면 신근식 원장님의 "단식! 한번 해 볼까?"를 읽어 볼 것을 강력히 추천한다.

경희생생한의원  원장  장 윤 혁

현대인의 특징은 바쁜 생활로 인한 심한 스트레스이다. 건강과 정서적인 면에서 현대인들은 힘들게 하루하루를 살아가고 있다. 또한 빠르게 돌아가는 하루 중에 자기를 돌보고 반추해 보는 시간은 별로 없다.

단식은 건강과 정서를 원점으로 회복하기 가장 좋은 방법이다. 단식을 떠올리면 굉장히 힘들고 어렵다고 느끼는 것이 사실이다. 종교와 투쟁의 역사에서 살아온 우리들로는 살을 깎는 듯한 고통을 감내하는 것이라 생각된다.

그런 면에서 "단식! 한번 해 볼까?" 라는 책은 저자가 오랫동안 일반사람들을 대상으로 실제 체험한 경험과 사례를 정리한 책으로써 단식이 힘들다는 편견을 깨는 단식길잡이다.

단식을 경험 해 본 사람으로서 그 경험에 비추어 볼 때, 단식의 이론적인 면이 상세하게 되어 있으며 이론에 국한되지 않고 기능과 효과에 대한 설명, 보식의 중요성과 마지막 실제사례까지 단식의 모든 것을 담았다고 생각된다.

또한 기존의 단식의 책에서는 다루지 않았던 명상과 호흡과의 연관성과 영성개발이 있는 것이 이 책의 특징이라고 할 수 있다.

이 책으로 단식을 시작하기 전에 궁금한 사항을 충분히 숙지한 후에 단식을 하게 된 원인과 이유를 확실하게 마음속으로 굳힌 후 시작을 하면 좋은 결과를 얻을 것이라 예상된다. 아울러 이 책에서도 제시되었듯이 단식은 단순히 건강과 다이어트에서 끝나지 않고 호흡과 명상을 통하여 마음의 안정과 영적 개발까지 소기의 목적을 달성할 수 있기에 체질에 맞게 잘 활용한다면 건강한 삶을 영위할 수 있을 것이다.

끝으로 이 책을 통하여 여러 사람들이 단식의 어려운 점을 극복하고 일상생활에서 늘 하듯이 쉽고 즐거운 방법으로 건강회복은 물론 마음의 평화까지 이룰 수 있기를 기원한다.

교토대학 식품공학과 초청연구원/
국제뇌교육종합대학원대학교 교수 서호찬

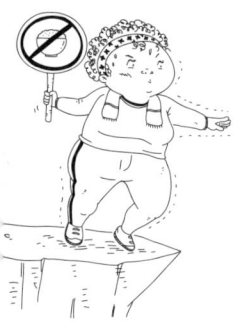

저는 지금 충북 영동에 있는 명상단식원에서 이 글을 쓰고 있습니다. 매년 2~3차례 단식을 꾸준히 해오고 있는데 평일에는 이런저런 이유로 시간을 내기가 쉽지 않아서 이번 추석연휴를 맞이하여 단식을 하기로 했습니다. 집안에 사정이 있어 이번 추석에는 차례를 제대로 지낼 수가 없는 관계로, 간단히 제물을 차려서 이른 성묘를 다녀온 뒤 일찌감치 이렇게 자리를 잡고 다른 분들보다 하루 일찍 단식을 시작하게 되었습니다. 추석연휴인데도 의외로 단식을 하러 온 사람들이 꽤 많습니다. 요즘은 이렇게 명절을 이용해서 여행이나 단식을 하는 이들이 많네요.

사실 저는 원래 명상과 단식을 지도하고 있습니다. 그러나 가끔 이렇게 단식생의 입장에 서서 단식을 해 보면 느낌도 색다르고, 단식을 지도 받는 분들의 입장을 객관적으로 볼 수 있어 좋은 경험이 됩니다.

이 책을 쓰면서, 요즘 인터넷에 단식에 관한 내용도 꽤 잘 나와 있고 책 읽는 사람도 예전처럼 많지 않은데 굳이 책을 써야 하나? 하는 의문도 있었습니다. 그러나 한편으로는 나이가 지긋이 든 분들이나 인터넷사용이 일상화되지 않은 분들에게는 아직까지 활자가 익숙하다고 보았고, 인터넷상의 정보란 것이 전문가들의 얘기라기보다는 개개인의 경험에 의해 쓴 것이 많은 편이라 좀 더 쉽고 간편하면서도 전문가라고 느낄 수 있는 사람의 글이 신뢰를 줄 수 있을듯하여 이 책을 쓰게 되었습니다.

제가 처음 단식을 접하게 된 것은 약 15년 전으로, 건강에도 좋고 명상을 하는데 도움이 된다고 해서 시작을 했습니다. 처음 도전할 당시 1주일을 했었는데 지금 생각하면 젊은 나이였기에 그야말로 패기 하나로 무식하게 했던 것 같습니다. 그도 그럴 것이 그 어떤 사전지식도 없이 무조건 참는 것이 전부였기에 온몸에서 열이 나고 허리가 끊어질 듯 아프고, 머리가 깨질 듯이 아팠습니다. 그러나 그 고통을 감내하면서도 단식에서 오는 당연한 증상이겠거니 생각하고 1주일을 견뎌냈지요.

그 이후로 한동안 너무나 힘들었던 기억 때문에 단식에 대해서는 생각도 하지 않고 있다가 10년 전에 전문적인 단식원에서 전문가의 지도를 받으면서 제대로 된 단식을 접하게 되었고 그 때부터 단식의 매력에 빠져 꾸준히 단식을 하게 되었습니다. 짧게는 3~4일, 길게는 열흘씩, 매년 두세 번은 기본으로 해왔습니다.

그러다 2012년부터는 본격적으로 단식원에서 단식을 지도하기 시작했습니다. 물론 당연한 일이겠지만 내가 단식을 직접 하는 것과 남들을 지도하는 것에는 상당한 차이가 있었습니다. 사람마다 다 체질이 다르고 나이, 몸 상태가 다르기에 단식을 할 때는 단식생들의 몸과 마음에 다양한 현상이 일어납니다. 저 역시 전문단식기관에서 20년 이상 전문적으로 단식을 지도해 오신 분들에게 배워가면서 사람들에게 단식을 지도하다 보니 많은 공부를 하게 되었습니다.

저는 단식지도 외에도 기업체나 관공서에 힐링을 주제로 한 강의나 인문학강의를 자주 나갑니다. 강의를 하면서 그 분들에게 '살면서 가장 중요한 게 뭐냐?'고 질문을 던져보면 40대 이상의 분들은 늘 최우선순위를 건강으로 꼽습니다. 아직 젊은 분들에게는 먼 나라 얘기 같겠지만 나이 든 분들은 깊게 공감을 하는 내용이죠. 시쳇말로 어제 다르고 오늘 다르니까요!

시대가 아무리 변한다한들 나이가 들어갈수록 가장 중요한 건 언제나 건강일 테지요.

이런 말이 있죠?

**'돈을 잃으면 조금 잃는 것이요,**

**명예를 잃으면 많이 잃는 것이고,**

**건강을 잃으면 모든 것을 다 잃는 것이다'.**

그런데 어떤 분이 이 말을 이렇게 바꾸어 놓으셨더라구요.

**'돈을 얻으면 조금 얻는 것이요,**

**명예를 얻으면 많이 얻는 것이고,**

**건강을 얻으면 모든 것을 다 가진 것이다.'**

참 마음에 와 닿는 말입니다. 그런데 단식은 제가 지금까지 경험해 본 여러 가지 명상법이나 자연요법 혹은 힐링법 중에서 가장 빠른 시간에 확실한 효과를 볼 수 있는 건강법이었습니다.

또 요즘 화두가 다이어트인데 식사조절과 운동만으로는 도저히 체중조절이 안되겠다는 분들이 있습니다. 조급한 마음을 가지고 있는 현대인들의 문제점이기도 한데요. 일단 시작했으면 작은 것이라도 눈에 보이는 가시적인 결과가 빨리 나와야 한다는 것입니다.

이것은 사람 사는 곳이면 어디나 다 마찬가지인 듯합니다. 조직도 변화와 혁신을 하기 위해서 새로운 시도를 할 때 가장 중요한 것이 단기간에 뭔가 작은 것이라도 변화를 보여주어야 한다는 것입니다. 그럴 때 조직원들이 '아, 이것이 효과가 있구나!' 하고 계속 따라올 수 있다는 것이죠.

마찬가지로 뭔가 새로 시작했을 때 단기간에 작은 것이라도 변화를 보여주어야 계속 이어갈 수가 있는데, 이런 부분에 대해서 단식은 분명 체중감소에 드라마틱한 효과가 있습니다. 그래서 빠른 것을 좋아하는 한국인들에게 딱 맞는 방법이기도 합니다.

서든캘리포니아대학 장수연구소책임자 발터롱고 박사는 "아무리 효과가 강한 약을 한꺼번에 많이 복용한다 해도 결코 단식의 효과에는 미칠 수 없다." 라고 했다지요. 그러나 단식이 빠른 시간에 확실한 효과를 내는 만큼 자칫하면 부작용을 부를 수가 있기 때문에 올바른 지식이 필요한 법입니다. 세상 모든 것은 양날의 칼과 같습니다. 어떻게 쓰느냐에 따라 효용성이 크기도 하지만 자칫 잘못하면 나를 다치게 만들 수도 있으니까요.

단식원에서 사람들에게 단식을 지도하다 보니 의외로 많은 분들이 단식에 대해서 잘못된 생각을 가지고 있다는 걸 알게 되었습니다. 그래서 단식을 지도하는 사람의 입장에서 제대로 된 지식을 알리는 것이 필요하겠다고 생각이 되어 책을 내게 되었습니다. 그러니까 이 책은 일반인들에게 단식의 효과와 필요성, 그리고 단식을 접하는 데 있어 두려움을 없애주고자 하는 마음에서 쓰게 된 책입니다.

모쪼록 이 책을 통해 단식의 즐거움에 빠져보시길 기대하는 바입니다.

2015년 9월 신 근 식

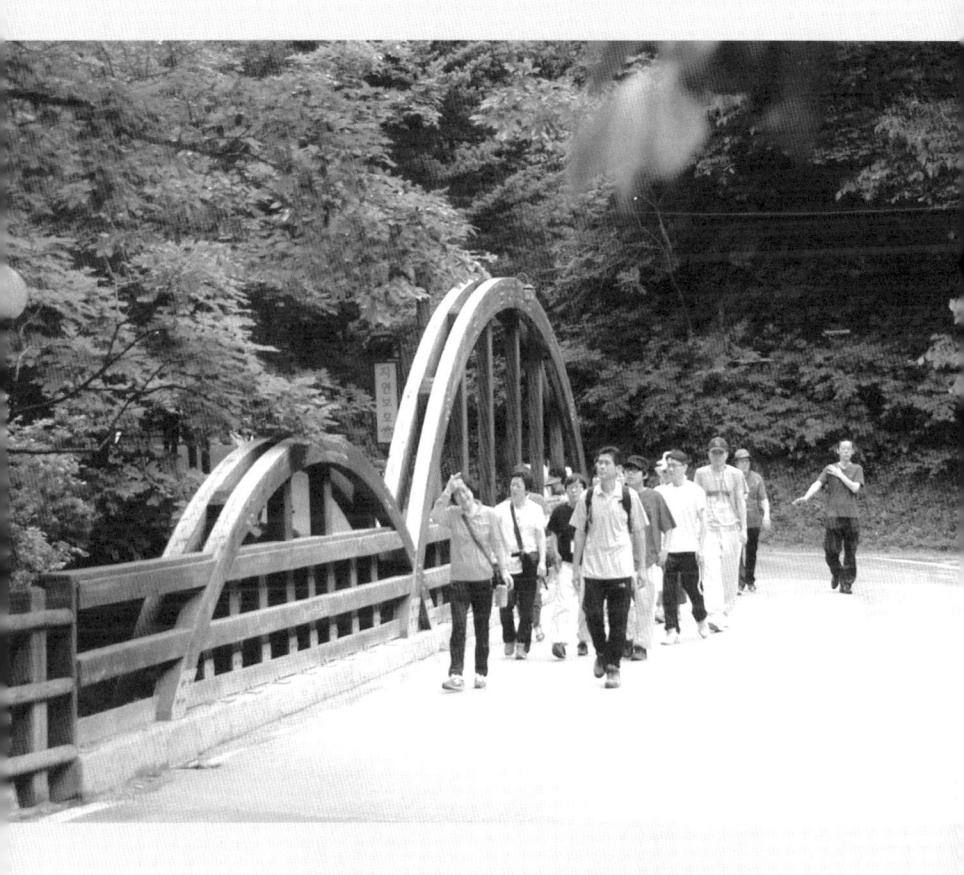

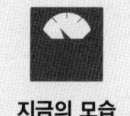

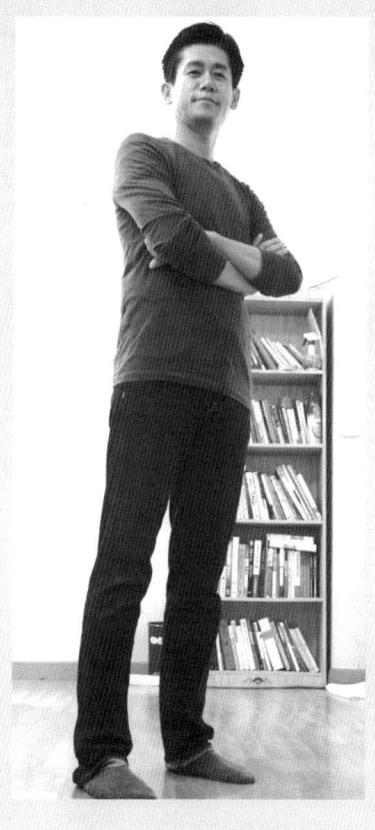

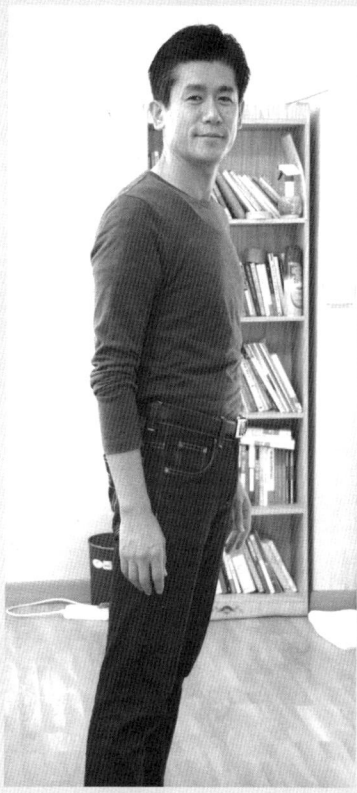

| 10년전 모습 |

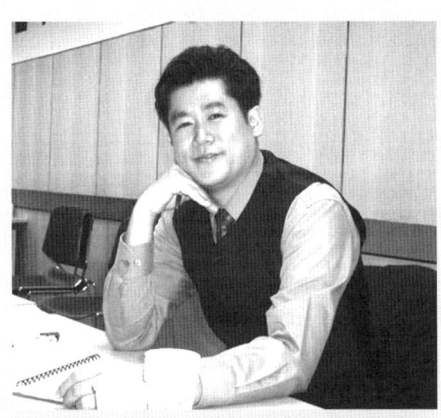

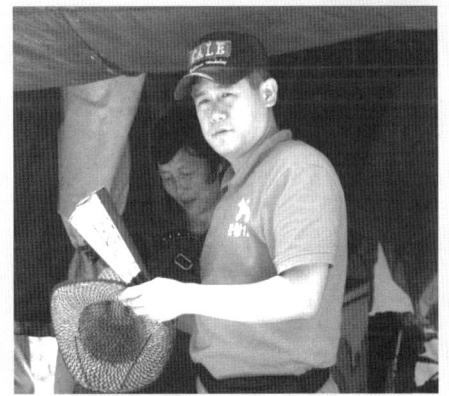

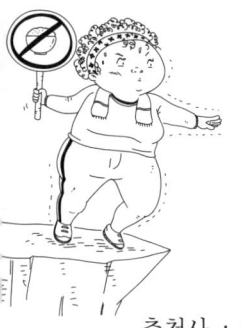

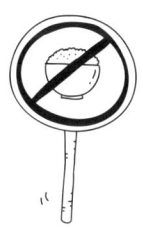

## 7장 · 단식 하신 분들 얘기를 듣고 싶어요 · 195

1장

# 단식이 뭐죠?

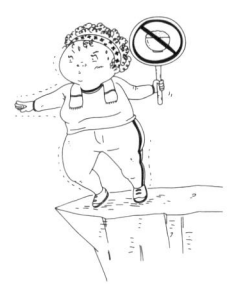

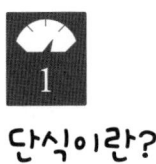

# 단식이란?

|||||||||||||||||||||||||||||||||||||||||||||||||||||||||||||||||||||||||||||||||||||||||||||||||||||||||||||||||

　단식(斷食)이란 말 그대로 먹는 것을 중단하는 것입니다. 이 단식은 예로부터 종교적 수행법의 하나로 시행되어 왔습니다. 그러던 단식이 요즘은 질병치유나 체중조절 혹은 정치적 이유로도 활용되고 있죠. 특히 각종 스트레스로 인한 현대인들의 정신적인 건강과 과식, 편식, 폭식 등의 무절제한 식생활로 인한 현대인들의 성인병 예방과 치유프로그램으로 각광을 받고 있습니다.

　현대인들이 건강하지 못한 가장 큰 이유가 영양의 과잉섭취라는 사실은 잘 알려져 있죠. 과식은 심장병이나 암의 원인임에 틀림이 없습니다. 과식과 폭식으로 인해 영양과잉상태가 되면 이것을 처리하기 위해 위장이나 신장, 간장 같은 장기들은 쉴 새 없이 일해야 하니 당연히 피로해질 수밖에 없습니다. 그러다 보면 장기로써 제 기능을 발휘하지 못하고, 제대로 배출하지 못하는 노폐물들은 몸속에 남아서 독소를 유발하게 되니 이것이 인체의 병으로 이어질 수밖에 없는 것이죠. 자동차가 노후가 되면 연료를 제대로 연소하지 못해서 배기가스가 많이 나오는 것과 마찬가지라고 할 수 있겠습니다. 이때 흔히 '보울링' 한다고 하죠. 엔진의 때를 벗겨내면 차의 성능이 단번에 좋아집니다. 마찬가지로 우리 몸도 때때로 한 번씩 비워서, 몸속의 노폐물과 독소를 대청소 해 주는 것이 최고의 건강법이고 이것이 바로 단식이라 할 수 있겠습니다.

먼저 단식 (斷食, fasting)의 사전적인 의미를 보면 다음과 같습니다.

[명사] 일정 기간 동안 의식적으로 음식을 먹지 아니함.

여기서 좀 더 구체적으로 얘기해 본다면 단식은 '스스로의 결정에 의해 음식을 먹지 않고, 물(변형단식의 경우에는 효소, 꿀, 표고, 한천 등)과 내부에 축적된 영양을 에너지원으로 하여 신체를 유지하는 것'을 말합니다.

그렇다면 금식과의 차이는 무엇일까요. 가끔 단식과 금식(禁食)은 무슨 차이냐고 묻는 분들이 있습니다. 사실 정확히 구분하기는 좀 모호하나 굳이 분류해 보자면 금식은 금할 금(禁)자를 쓰기에 100% 자신의 의지라기보다는 일정 부분 의무적이거나 강제적인 성격을 가지고 있다고 볼 수 있겠지요. 예를 들어 병원에서 의사가 환자에게 질병치료나 각종 검사 전에 금식을 시킨다거나 종교적인 이유로 금식을 하는 것 말입니다. 또한 먹을 것이 없어서 못 먹는 기아와도 당연히 다른 성격을 띱니다. 시간이 없다든지 입맛이 없어서 한 끼 굶는 것과도 또 다르겠지요.

한마디로 일정기간을 정해놓고 스스로의 의지로 음식을 먹지 않는 것이 단식입니다. 짧게는 하루부터 시작해서 길게는 수십일도 가능합니다. 서양의학의 아버지라 불리고 있는 히포크라테스는 '속을 비워두는 것이 바로 병을 고치는 방법'이라고 하면서 "누구나 자신의 내부에 의사를 가지고 있습니다. 우리는 단지 그 의사가 활동을 잘할 수 있도록 도울 뿐입니다" 라고 했습니다. 또 모스코바대학의 교수인 유리 니콜라예프는 단식을 과학적으로 체계화한 단식권위자로 "단식이야말로 가장 무해한 자연의 치료법이며 질병과 싸우기 위한 최고의 무기" 라고 말했습니다. 니콜라예프 박사는 단식요법을 최초로 정신치료에 도입한 분이기도 합니다.

단식은 몸속에 퇴적된 여러 가지 독소와 세균을 제거하는 적극적 수단입니다. 음식을 먹지 않게 되면 인체 내에 있는 자연치유력(Natural Healing Power)이 극대화되어 우리 몸 스스로가 필요하지 않은 독소와 노폐물을 태워주고 정화시켜주는 작용을 하게 됩니다.

즉 외부에너지 공급이 중단되면 내부에너지 대사작용이 일어나서 모자라는 곳은 채우고 넘치는 곳은 덜어주는 정화작용이 일어나게 되는 것이죠. 단식은 주로 장에 쌓여 있는 숙변을 제거하는 것이지만, 동시에 온몸의 조직 내에 퇴적된 여러 가지 독소와 세균을 제거하는 적극적 수단입니다. 서양의학과 같이 약이나 주사들을 몸에 투입하여 직접적으로 병을 낫게 하는 방법은 아니지만 단식을 하면 많은 병들이 치유되는 것이 사실입니다. 그래서 흔히 단식을 '칼을 대지 않는 수술'이라고 표현하기도 합니다.

"배고픔은 인간이 느낄 수 있는 가장 큰 고통 중 하나입니다. 우리 몸은 단식을 '비상사태'로 인식하게 되는 것이죠. 그래서 단식을 하게 되면 잠들어 있던 자율신경이 깨어나서 민감하고 격렬하게 반응을 합니다. 생존에 필요한 최소한을 제외한 모든 불필요한 요소들을 버리기 시작합니다. 이 과정에서 그동안 몸에 쌓였던 노폐물과 독소들이 몸에서 빠져나갑니다."

–경희의료원 한방재활의학과 신현대 교수

외부에너지 공급이 중단되고 내부에너지 대사가 시작되면서 내부의 신체조직을 생명유지에 활용하는 자가융해가 시작되게 됩니다. 이 자가융해는 몸속에서 가장 먼저 병 조직을 태워 에너지원으로 쓰게 되니 몸속에서 근원적인 수술이 자연스럽게 진행되게 되는 것이죠. 즉 우리 몸 스스로가 알아서 병을 치유하는 과정이므로 치료가 아니라 치유이며, 수행의 한 과정이라고 이해하는 것이 단식에 대한 올바른 이해가 될 것입니다.

또 우리 몸을 자연치유력에 맡겨 스스로가 정화되도록 하는 자연요법의 하나인 단식은 자연의 이치에 따르지 않아 이상현상이 생긴 우리 몸을 자연에 거스르지 않게 하는, 자연의 이치에 따르게 하는 근원적인 치유법이기도 합니다.

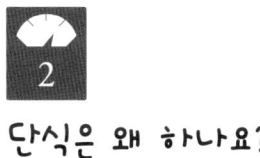

# 단식은 왜 하나요?

‖‖‖‖‖‖‖‖‖‖‖‖‖‖‖‖‖‖‖‖‖‖‖‖‖‖‖‖‖‖‖‖‖‖‖‖‖‖‖‖‖‖‖‖‖‖‖

원래 단식은 수행을 위해서 했던 방법이지만 지금은 질병치유와 예방을 위해서 많이 쓰이고 있습니다. 특히 요즘은 각종 성인병의 원인인 비만을 해소하기 위해서 하기도 합니다.

과로가 계속되면 몸살을 앓게 되고, 그 정도가 지나쳐 몸을 혹사하면 쓰러지게 됩니다. 이때 몸살이 우리에게 주는 메시지가 있습니다. 으슬으슬 춥고, 입맛이 없고 자꾸 눕고 싶다는 것은 아무것도 먹지 말고 쉬어주라는 뜻이죠. 그럴 때 우리 몸속에 있는 자연치유력(Natural Healing Power)이 극대화되기 때문입니다. 과로와 과식을 방지하기 위해서 우리 몸 스스로가 입맛을 떨어지게 하고 팔다리와 전신을 아프게 만들어 누워서 쉬지 않을 수 없게 하는 것이지요. 그런데 쉬어야 할 시기에 음식을 먹게 되면 몸을 치유하는 데 써야 할 에너지가 음식을 소화시키는 데 사용되기 때문에 치유속도가 그만큼 늦어지게 됩니다. 그래서 그때는 먹는 것을 중단해야 합니다. 그런데 우리는 어떻습니까? 주위에 누가 아픈 사람이 있으면 '아플수록 잘 먹어야 한다'고 몸에 좋다고 하는 것을 더 먹입니다. 그러면 삼사일이면 회복될 것을 일주일을 가게 되죠. 몸이 주는 메시지를 알아듣고 푹 쉬어 주면 몸살은 저절로 낫게 된다는 것입니다.

이와 같이 병으로부터 우리 몸을 스스로 보호하기 위해 입맛부터 떨어뜨려 먹을 수 없거나 일할 수 없게 하여 강제로 휴식을 하게 하는 것이 소극적이고 '타율적인 휴식'이라면, 단식은 이 원리를 깨달은 인간이 스스로 자신의 장기들을 쉬게 하는 적극적이고 '자율적인 휴식'입니다.

실제로 단식을 다녀간 모 회사 CEO분은 처음 단식을 접한 이후 단식의 매력에 푹 빠진 분인데, 감기기운이 있다 싶으면 무조건 일일단식에 들어갑니다. 그래서 10여년 가까이 감기 한번 걸린 일이 없고 잔병치레 한번 한 적이 없습니다. 매년 직원들 70여 명을 데리고 휴식 겸 명상프로그램을 체험하러 오시는데, 희망하는 직원들에겐 회사비용으로 단식을 보내주기도 합니다.

야생동물들은 몸이 좋지 않을 때는 음식을 먹지 않고 며칠을 견딥니다. 굶으면서 몸속 자연치유력을 통해 몸을 치유하려는

단식! 한번 해 볼까?

것입니다. 그런데 감각을 잃어버린 우리 인간들은 오히려 몸을 보호해야 한다는 이유로 더 영양가 있는 음식을 찾습니다. 감각을 잃어버려서 몸이 주는 신호를 감지하지 못하는 것이죠. 배가 불러도 계속 먹는 동물은 사람밖에 없다고 하지요. 동물들은 일정량을 먹게 되면 옆에 먹을 것이 있어도 더 이상 먹지 않습니다. 그런데 집에서 키우는 애완동물이나 가축들은 사정이 좀 다릅니다. 사람과 함께 생활하다 보니 감각을 잃어버려 무작정 먹는 경우가 많습니다. 그렇다 보니 애완동물들이 고혈압이나 비만, 당뇨에 걸리게 됩니다.

'우리의 몸에는 100명의 의사가 있다'는 말이 있습니다. 웬만한 것은 병원에 가지 않고 몸조리만 잘해도 치유가 된다는 말입니다. 물론 단식으로 모든 병을 치료할 수는 없습니다. 급성질병이나 외상의 경우엔 당연히 병원에서 치료를 해야 마땅하지만, 그렇지 않은 부분들에 대해서는 자연치유력이 큰 역할을 한다는 얘기입니다. 특히 몸을 잘 움직이지 않고 많이 먹어서 병이 생긴 현대인들에게는 더 적합합니다.

우리나라는 현재 10명 중에 한 명이 비만이고, 5명 중 한 명이 고도비만이라고 합니다. 이것은 당장 목욕탕에 가 보면 확인할 수 있는데요. 목욕탕에 앉아서 목욕하러 오신 분들을 살펴보면 이 수치가 잘못된 것이 아니라는 것을 바로 알 수가 있습니다. 그리고 얼마 전 조선일보에 발표된 내용을 보면 우리나라에 당뇨가능인자를 가진 사람이 1,000만 명이라고 하죠. 인구 5명중 1명이 당뇨발병가능성을 가지고 있다는 것입니다. 이 당뇨라는 것은 일종의 귀족병으로 너무 잘 먹어서 생긴 병이라고 말할 수 있습니다.

사실 우리의 몸은 오히려 '기아(飢餓)'에 익숙해 있습니다. 인류는 몇 만 년 동안 말 그대로 굶기를 밥 먹듯이 해왔습니다. 삼시세끼를 제대로 챙겨먹게 된 것은 얼마 되지 않았다는 얘기입니다. 우리나라도 국민들이 세끼를 제대로 먹은 것은 70년대 후반이 되어서부터입니다. 이것은 무슨 말이냐 하면 우리 몸이 배고픈 것을 견딜 수 있게 적응되어 왔다는 얘기입니다. 오히려 굶는 쪽이 우리 몸에 적합한데 최근 경제적 발달로 인해서 사람들은 필요이상 과식하게 되었고 그만큼 움직임은 줄게 되어 이러한 질병들이 야기된 것입니다. 이것이 바로 암, 당뇨, 고혈압, 심장병, 아토피, 뇌혈관계질병 등 현대의학으로 쉽게 낫지 않는 각종 성인병이라고 불리는 것이죠. 이제는 초등학생들조차 당뇨와 고혈압에서 자유롭지 못하니 성인병이란 말도 바뀌어야 할 듯합니다.

우리나라도 이젠 물질적으로 충분히 풍요로워졌습니다만, 아직도 우리는 못 먹고 못 살던 시절의 습성을 그대로 가지고 있습니다. 너무나 영양이 넘쳐서 탈인데도 몸을 보(保)한다고 더 맛난 것, 더 기름진 것, 더 영양가 있는 것만 찾고 있으니 설상가

상(雪上加霜)이지요.

휴가를 가도 어떻습니까? 차를 타면서부터 먹기 시작해서 휴가 내내 먹다가 돌아오면서도 계속 먹습니다. 그러니 쉬기 위해 택한 휴가임에도 다녀오고 나면 더 피곤한 상태가 되는 것이지요. 바로 '휴가후유증'이 생기는 것입니다. 여행도 마찬가지입니다. 특히 패키지여행을 가면 아직도 더 많이 봐야 하고, 더 맛난 것을 먹어야 한다는 생각을 가지고 있기 때문에 막상 여행이 끝나고 나면 도대체 뭘 봤는지 모르겠고 먹다 온 기억밖에 나지 않습니다. 요즘도 우스갯소리로 '먹는 게 남는 것이다', '남는 게 사진 밖에 없다'고 하는 것을 보면 우리가 선진국의 문턱에 들어섰음에도 여전히 후진적인 휴가문화를 가지고 있다는 걸 느끼게 됩니다.

그래서 앞으로는 '여가컨설턴트'가 뜬다고 합니다. 우리의 여가도 컨설팅해 주는 사람이 필요하다는 것이겠죠. 정말 지금의 우리에게는 더 이상 채우는 것이 아닌, 몸과 마음을 비워내는 휴식의 기술이 필요한 시점이 아닌가 합니다.


젊을 때는 기본적으로 몸에 근육이 있습니다. 기초대사량이 있어서 웬만큼 먹어도 소화를 시키고 분해가 가능합니다. 그러나 나이가 들면 몸의 근육 크기가 줄어들고 오장육부의 기능이 떨어지게 되어 있습니다. 그런데 우리는 나이가 들면 반대로 경제력이 더 풍부해지기에 더 맛난 것, 더 기름진 것을 찾습니다. 그리고 상대적으로 운동량은 적어지니 점점 에너지과잉상태가 되어버립니다.

이것이 각종 성인병(생활습관병)으로 발병하게 되는 것이지요. 특히 오장육부의 기능이 떨어진 상태에서 기름진 것이 많이 들어가게 되면 소화력이 떨어지기 때문에 음식물이 뱃속에 머무르는 시간이 길어집니다. 소화를 시켜서 빨리 내보내야 할 것들이 정체되면 활동성이 떨어지기 때문에 따뜻해야 할 아랫배는 점점 냉(冷)해집니다.

그렇다 보니 그 찬 것을 보호하기 위해서 우리 몸은 본능적으로 그 위에 지방을 덮게 되죠. 그래서 나이가 든 사람들이 배가 많이 나오는 것이며 이것이 바로 '나잇살'입니다. 우리말에 있는 '나잇살이나 먹어가지고' 라는 욕이 그래서 생겨나게 된 것입니다. 아랫배가 나온 분들은 배 위에 손을 얹어 보면 대부분 예외 없이 찬 방바닥에서 냉기가 올라오듯이, 배에서 냉기가 올라오는 것이 느껴집니다.

한국인들에게 더 큰 문제점은 마른 비만입니다. 겉보기에 말라 보이는 데도 배만 볼록 나온 사람들이 있습니다. 바로 배에 쌓인 체지방 때문입니다. 오히려 그냥 비만보다 마른 비만이 더 큰 문제를 일으킵니다. 이 경우 배를 따뜻하게 만들어 주는 것이 필수적인데 이 부분에 단식이 큰 효과가 있습니다. 단식을

단식! 한번 해 볼까?

하면 장속의 노폐물인 숙변들이 빠져 나가면서 장속에서 혈액의 순환이 원활해지기 때문입니다. 그러면 자연스럽게 배에 쌓인 체지방들이 빠져나가게 됩니다. 또 아랫배가 따뜻해지면 상대적으로 머리는 시원해지는데 이를 한방에서는 수승화강(水昇火降)이라 하고 우리 인체의 가장 이상적인 상태로 봅니다. 이 수승화강(水昇火降)에 대해서는 나중에 따로 설명을 하겠습니다.

# 단식은 언제부터 시작되었나요?

　단식은 인류가 생겨나면서부터 시작되었기에 인류의 역사와 함께 해 왔다고 볼 수 있습니다. 문헌들을 살펴보면 단식은 치료를 위해, 정신단련을 위해, 슬픔 때문에, 어떤 일이나 사건을 기념하기 위해서 등 여러 가지 동기와 목적을 가지고 시작되었다는 걸 알 수 있습니다. 또한 단식과 종교는 불가분의 관계가 있습니다. 아주 오랜 옛날부터 종교적으로 참회나 기도의 수단으로, 깨달음을 위한 수행으로 행해져 왔습니다. 흔히 깨달음을 얻었다는 사람치고 단식을 하지 않은 사람은 없습니다.

　단식에 관련된 기록을 보면 모세, 예수, 석가, 엘리야 등은 40일 단식을 하였다고 하며, 성경의 74군데에 '단식(fasting)'에 대한 언급이 되어 있고, 고대 이래 많은 선불교의 선승들이 깨달음을 위하여 단식수행을 하였다고 합니다. 이슬람교도들은 '라마단'이라는 이름으로 지금도 음력 9월이면 한 달 동안 낮에 아무것도 먹지 않는 단식수행을 정기적으로 실행하고 있습니다. 이처럼 단식은 종교를 떠나서는 생각할 수 없을 정도로 종교와는 떼려야 뗄 수 없는 관계를 유지하고 있습니다. 비단 종교뿐 아니라 수많은 학자들도 단식을 경험했고 단식에 대해 예찬론을 펼치고 있습니다. "단식은 정신능력을 높여준다." 고 피타고라스(수학자)가 말했으며, 그는 40일 동안의 단식을 통하여 정신능력을 높였고 제자들에게 단식을 지도하고 권유하였다고 합니다.

소크라테스와 플라톤도 10일 단식을 하였다는 기록이 있고 발명왕 에디슨(1847~1931)은 미래에는 환자에게 약을 쓰지 않고 인체 내의 자연치유력과 영양을 이용하여 질병을 예방하고 치료할 것이라고 예언했습니다. 이처럼 단식은 태초부터 인류와 시원을 함께했으며 종교와 함께 발전하였고, 이제는 모든 분야에 영향을 미치고 있다 하겠습니다.

단식이 건강법으로 자리 잡기 시작한 것은 20세기 초 알렌이란 사람이 당뇨병치료법으로 사용하면서부터였는데, 단식으로 당뇨병이 완치되자 다른 질병에도 단식요법이 쓰이기 시작했고 비로소 질병치료의 방법으로 일반인들에게 널리 알려지기 시작했습니다.

한국에서 체계적으로 단식이 시작된 것은 바로 니시의학(西醫學) 덕분입니다.

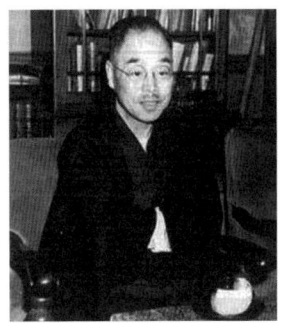
니시 가츠조(西勝造)

니시의학(서식 건강법)의 창시자이자 의학천재인 니시 카츠조 선생은 1885년 일본에서 태어났습니다. 13세 무렵, 원인불명의 설사와 미열로 각종 치료를 받았으나 호전은 커녕 더 심해졌고, 심지어 '이 아이는 20세까지 밖에 살 수 없을 것이다'라고 하는 사실상 사망선고를 받게 되었습니다. 모든 의학으로부터 버림받은 이 아이는 "내 몸은 스스로 치료해 보겠다."고 결심을 하고 기존의 의학상식을 거꾸로 해서 실천하면서 자신의 병을 고칩니다. 이후 7개국 이상의 외국어를 능통하게 구사하면서 7만 권이 넘는 동서고금의 모든 의학책을 닥치는 대로 읽고 연구하면서 자신만의 건강법을 만들어 냅니다. 그 이후로도 니시 선생은 동양의학도 서양의학도 아닌 자신만의 독특한 의학체계를 만들어 냈고 사람들 사이에 '니시의학(西醫學)'으로 널리 알려져 자리를 잡게 되었습니다.

지금 일본뿐 아니라 우리나라에서 시행되는 자연요법의 거의 대부분은 니시건강법에서 시작된 것이라 해도 과언이 아닙니

단식! 한번 해 볼까?

다. 니시 선생이 그 중에서도 가장 중요하게 여기는 것이 단식
이고 지금 우리나라에서 시행되는 대부분의 단식법도 니시건강
법에서 발전되어 온 것이라 할 수 있겠습니다.

# 단식은 얼마까지 할 수 있나요?

llıııtlııılıııtlııılıııtlııılıııtlııılıııtlııılıııtlııılıııtlııılıııtlııılıııtlıııl

　사람이 끊으면 죽는 것이 3가지 있습니다. 물, 공기, 음식입니다. 이 중에서 공기는 3분간 참을 수 있습니다. 물론 연습을 한 사람은 더 길게 참을 수 있죠. 제주도 해녀들은 5분 동안도 참을 수 있다고 합니다만 이것은 특수한 경우이고 의학상으로는 3분의 시간이라고 하는데요. 이것은 직접 수영장이나 목욕탕에서 한번 체험해 보면 알 수 있습니다. 보통사람들이 물속에서 1분 참는 것도 쉬운 일이 아닙니다.

　두 번째는 물입니다. 이 물은 21일까지 가능하다고 합니다. 저는 여러 가지 단식법을 체험해 보았는데요. 그 중에 '양단식' 이라는 것이 있습니다. 이 단식법은 일체 아무것도 먹지 않습니

　　　　　　　　　　　　　　　단식! 한번 해 볼까?

다. 심지어 물조차 단 한모금도 마시지 않는 단식법인데요. 몸속 독소를 완전히 태워버리는 것이죠. 저는 딱 삼 일까지는 해 보았습니다. 그것을 해 보면 물을 못 마시는 게 얼마나 고통스러운지를 알 수 있습니다.

세 번째는 음식이죠. 이 음식은 90일까지 굶을 수 있습니다. 저 역시 21일간 물만 먹는 단식을 해 보았지만 매일 4~5시간씩 산을 타고도 끄떡없었습니다. 사람의 힘이 참으로 무한하다는 것을 체험했습니다.

### 단식은 언제까지 할 수 있을까요?

맨 처음 공인기록을 세운 사람은 미국에 살던 영국인 '잭 웨어'라는 사람입니다. 30살의 최면술사인 그는 1952년에 76일이라는 기록을 세웠습니다. 그때 먹은 것이 사이다와 조금의 담배였다는데 참 특이하죠. 1953년 12월에는 남아프리카 요하네스부르크에 사는 61세의 코네리아 포스타 부인이 100일간의 경이로운 기록을 세웠습니다. 이때 체중이 22킬로 줄었다고 합니다. 저도 21일 단식을 마치고 나니 15키로가 줄었더라구요! 우리나라에 지율스님도 100일간 단식을 하셨다고 알려져 있지요. 인도의 자이나교에는 201일이란 전무후무한 기록을 세운 수행자가 있다고는 하나 이건 워낙 특별한 경우라 언급하는 게 크게 의미가 없을 듯합니다.

의학적으로 봐도 보통사람은 21일까지는 가능하다는 얘기입니다. 그렇다고 그 정도를 꼭 하라는 뜻은 아닙니다. 초보자들이 전문가의 조언 없이 21일을 굶는 것은 상당히 위험할뿐더러 큰 의미가 없습니다. 단지 단식에 대한 두려움을 크게 가질 필요가 없다는 얘기입니다.

# 단식, 해도 괜찮을까요?
# 주변에서는 말리는데요!

현대인들은 어느 때보다 풍족한 삶을 누리고 있고 다양한 식생활을 즐기고 있으며, 곳곳에 맛난 음식이 흘러 넘쳐나는 시대를 살고 있습니다. 그러나 풍족한 삶과는 어울리지 않게 어느 때보다도 많은 성인병과 불치병에 노출되어 있는 아이러니한 삶을 살고 있기도 하죠. 고혈압, 당뇨, 각종 면역 및 알레르기질환 등 다양한 질병에 노출되어 있다 보니 그에 따른 약물 및 수술치료에 대부분 의존하고 있는 것이 사실입니다. 그러나 현대인의 생활습관병(성인병)의 경우 병원에서 치료할 수 있는 부분이 생각보다 많지 않습니다.

우리나라의 사망률 1위가 암입니다. 작년(2014년) 기준으로 하루 205명이 암으로 사망했습니다. 그 다음이 뇌혈관질환 73명, 심장병 66명, 당뇨 28명 순입니다. 세계 수위를 달리고 있는 대한민국 교통사고 사망자가 하루 평균 14명인데 비하면 깜짝 놀랄만한 수치입니다. 이번 발표를 한 통계청에서는 이러한 질병들은 음식이 서구화되면서 나타나는 현상이라 앞으로도 계속 증가하는 추세를 보일 것이라 예상했습니다. 이 같은 성인병은 스트레스와 과식, 폭식으로 인해 생기는 병들이며 귀족병이라 불릴 만큼 식습관과 밀접한 관련이 있습니다. 그렇다 보니 병원에서는 치료되기가 쉽지 않은 것이 사실입니다. 이럴 때 바로 단식이 필요하겠죠.

"병이 생겼을 때 온갖 치료를 다 해 본 후 마지막으로 단식을 선택해서는 안 되며 가장 먼저 단식을 고려해야 한다, 심혈관장애, 고혈압, 면역장애, 섬유종, 천식환자에게 먼저 단식이 시도될 수 있도록 해야 한다."

― 펄먼(MD. Joel Fuhrman)박사

펄먼 박사는 아이스스케이팅 국가대표로 활동하던 중에 부상을 입게 되었습니다. 다리를 절단하는 것 외에 달리 방법이 없다고 처방을 받았으나 그는 수술을 거부하고 단식을 선택하였습니다. 그로부터 1년 뒤에 펄먼 박사는 스페인에서 열린 세계피

겨스케이팅선수권대회에서 동메달을 따게 되었습니다. 이후 필라델피아의과대학에서 '영양과 자연치료법'을 공부하였고, 지금은 '책임 있는 의학을 위한 의사위원회' 회원으로 코넬대학 대학원에서 강의를 하고 있습니다.

노벨 생리의학상을 받은 프랑스의 알렉시스 카넬 박사(Dr. Alexis Carrel)도 "음식공급이 중단되면 배고픔이 발생합니다. 그러나 이 시기에 숨겨진 놀라운 기능이 작동하게 되는데 간에 쌓인 노폐물과 독소가 제거되고, 피하지방이 소모되며 근육의 일부도 감소합니다. 그러나 심장, 혈액, 뇌, 신경은 놀랍게도 정상을 유지합니다. 단식은 몸을 정화시키고 조직을 개선하며, 독소를 배출하는 놀라운 기능을 합니다."라고 말했습니다.

찰스 굿리치(Dr. Charles Goodrich)는 "단식을 실행하는데 방해가 되는 가장 큰 장애물은 먹지 않으면 어떻게 될지 모른다는 문화적, 사회적, 정신적 두려움이다."라고 했고 펄먼 박사(Dr. Fuhrman)도 "인간의 몸은 안전하게 단식할 수 있도록 만들어져 있다."라고 했으니 새겨볼 만합니다.

이렇듯 단식은 많은 의학자들이 연구와 검증을 거친 자연치유요법이며 예방의학이기도 합니다. 병이 생긴 후에 치유하기보다는 미리 예방하는 것이 가장 좋겠죠.

중국의 명의라고 하면 화타와 편작을 꼽습니다. 그 중 화타는

3명의 형제가 있었는데 모두 의술에서 뛰어났다고 합니다. 어느 날 주변사람들이 화타의 의술을 극찬하자 화타는 "저는 저희 형님들의 실력에 비하면 그 발끝에도 미치지 못합니다." 라고 얘기했습니다. 그 얘기를 들은 사람들이 깜짝 놀라서 물어보니, "둘째형님은 병이 생기더라도 중병이 되기 전에 미리 예방하여 음식과 생활법도를 다스려 침과 약을 아예 쓸 필요도 없었고, 큰 형님은 병이 생기는 원인을 미리 예방하여 동네에 아픈 사람이 하나도 없었습니다. 그에 비해 저는 실력이 미진하여 사람들이 중병이 들어서야 침과 약을 써서 병을 치료하니 가장 실력이 낮은 것이지요." 라고 얘기를 했다고 합니다.

물론 단식을 통해서 병이 나은 사람도 많이 있지만, 저는 단식이 예방의학에 더 가깝다고 생각합니다. 병이 오기 전에 미리미리 단식을 통해서 몸의 면역력을 키우는 것이 중요하다고 느끼기 때문입니다.

"Every patient carries her or his own doctor inside"

−슈바이처(Albert Schweitzer)

단식! 한번 해 볼까?

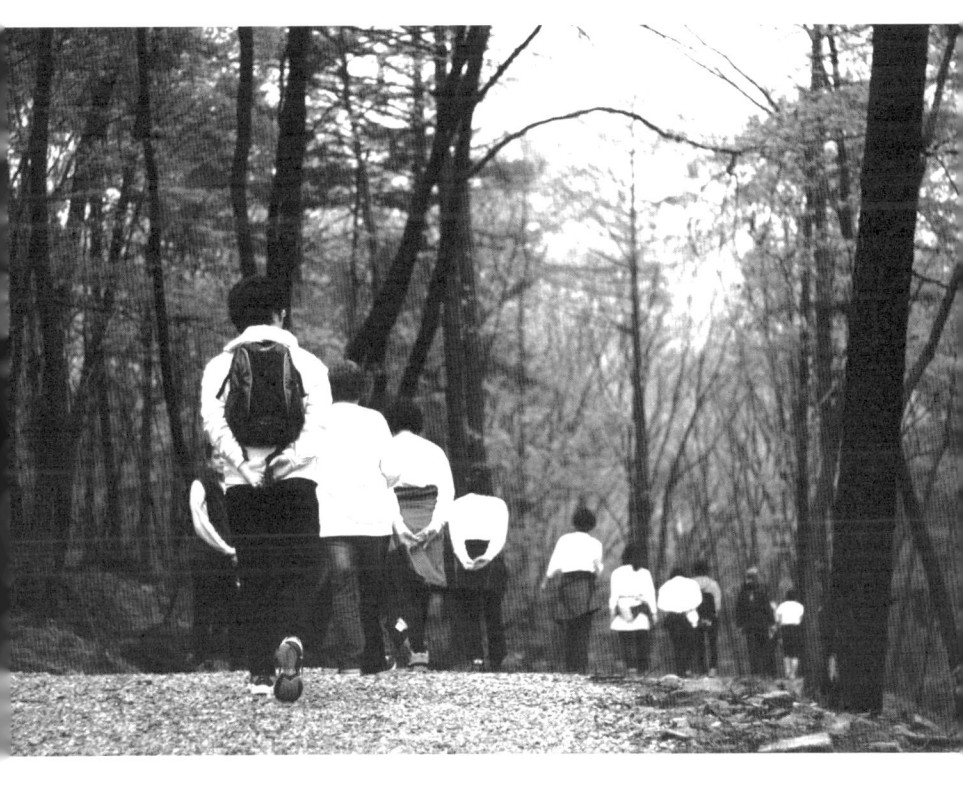

2장

# 단식은 어떤 효과가 있어요?

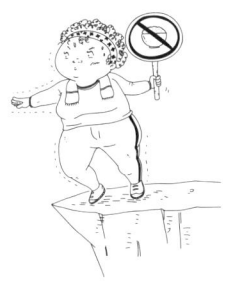

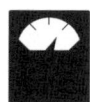

단식을 한 번도 접해 보지 않은 분들은 '어떻게 며칠씩 굶느냐? 나는 한 끼만 굶어도 손발이 벌벌 떨리는데', '다 먹고 살자고 하는 일인데 안 먹고 무슨 재미로 사느냐?' 등등 여러 가지 얘기를 합니다. 물론 이건 비웠을 때의 즐거움과 기쁨을 몰라서 하는 말입니다. 비웠을 때 날아갈 듯 가벼워진 몸과 마음을 체험하게 되면 채워서 생기는 기쁨보다 비웠을 때의 기쁨이 몇 배나 더 크다는 것을 알게 됩니다.

가끔 한창 자라야 하는 아이들에게 단식은 맞지 않다, 자칫하면 위험하다, 라는 말들이 있는데 결론부터 말씀드리면 1주일 정도의 단식으로 몸에 이상이 오지는 않습니다. 그래도 두려움이 있는 분들은 처음에는 가볍게 1박 2일이나 2박 3일 정도로 시작하면 되겠습니다.

단식이란 것 자체가 사실 쉽지는 않습니다. 주변에 수많은 음식들이 유혹하고 있고, 지금도 TV를 틀면 요리비법이나 음식점을 소개하는 방송이 안 나오는 채널이 없을 정도입니다. 그리고 제 나이 때만 해도 남자가 부엌에 들어가는 것이 터부시되고 흉이 되었는데, 지금은 그러다가는 집에서 쫓겨나기 딱 좋은 시대가 되었습니다. 요리 잘하는 남자가 스타가 되는 시대가 되다 보니 한국직업능력개발원(2012)에서 청소년들이 선호하는 직업을 조사했을 때 요리사가 5위에 오르기도 했습니다. 그만큼 먹는 것에 관심이 지대한 시대입니다. 혹자는 반 우스갯소리긴 하지만 '먹기 위해서 산다'고 할 정도로 먹는 것은 우리 삶에 중요한 요소이자, 기쁨입니다. 그런데 중요한 것은 제대로 잘 먹어야 한다는 것입니다. '건강하려면 입이 좋아하는 것이 아닌 몸이 좋아하는 것을 먹으라'는 말이 있지요. 그러나 지금 우리 모습을 보면 어떻게 하면 '입이 더 좋아할 수 있을까?'에 목숨을 걸고 있는 듯합니다. 이것을 보면 진정으로 음식의 맛을 즐기기보다는 음식에 끌려 다닌다는 표현이 맞는 듯합니다. 어떤 분은 심지어 '정크푸드를 먹는 것은 쓰레기를 입에 쳐 넣는 것이다'라는 과격한 표현까지 씁니다. 마음속에 허기를 싸구려음식으로 채우는 것이지요. 그러니 몸이 점점 망가질 수밖에 없습니다.

단식을 흔히 '잘 먹기 위해서 하는 것이다'라고 말합니다. 그림을 그릴 때 깨끗한 도화지 위에 그려야 하는 것처럼, 진정 맛을 느끼려면 한번 멈추어서 비워내야 합니다. 단식 후 보식(회복식) 때 죽 한 숟가락의 맛을 느껴본 사람만이 진정으로 음식의 맛을 제대로 알 수 있고, 음식에 대한 감사함을 느낄 수 있습니다. 음식의 맛을 제대로 느끼기 위해서는 일단 스톱상태를 만드는 것이 중요합니다.

독일 속담에 '그 사람이 먹는 음식이 곧 그 사람이다'라는 말이 있습니다. 진정한 맛의 달인이 될지 정크푸드를 넣는 연료통이 될지는 스스로 판단해야 합니다. 건강을 위해서든 다이어트든 정신적인 변화든 지금보다 더 나은 모습으로 변화하기 위한 방법으로 단식만큼 단기간에 큰 효과를 볼 수 있는 방법은 없습니다. 그러나 모든 것은 양날의 칼과 같습니다. 효과가 큰 만큼 그에 대해 준비를 잘 해서 시작을 해야 최대의 효과를 볼 수가 있습니다. 먼저 단식의 효과에 대해서 알아보겠습니다.

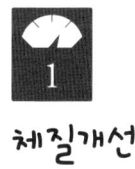

# 체질개선

'단식요법은 체질개선의 결정적 수단이다.'

의사이면서 단식요법에 있어서 일본에서 권위자로 손꼽히는 고오다 미츠오(甲田光雄)박사의 말입니다. 단식은 직접적인 치료법은 아니지만 단식을 통해 많은 병을 치유할 수 있는 것이 사실입니다. 단식을 하게 되면 체질이 개선되어 신체기능의 이상현상이 없어지고 정상으로 회복되기 때문입니다. 이때 치료와 치유를 잘 구분해야 합니다. 단식은 치료가 아니라 치유입니다. 우리의 몸이 자체적으로 몸을 정화하는 수행의 과정이 단식이니까요. 그렇다면 어떻게 해서 체질이 개선될 수 있는지 그 이유에 대해 알아보겠습니다.

## (1) 숙변을 비롯하여 체내의 노폐물을 제거한다

중국의 도서 포박자(抱朴子)엔 "장수하려면 필히 장(臟)안을 깨끗이 해야 하고, 장(臟)안에 노폐물이 없어야 한다"라는 말이 나옵니다. 또한 영국의 유명한 의학자 렌경은 "모든 질병의 주요 원인은 장내에 퇴적된 숙변 때문이고, 이 숙변을 제거하면 모든 병은 낫는다."고 하였습니다. 이처럼 '모든 질병의 원인은 숙변'이라는 말입니다. 이 숙변(宿便)은 '제때 배출되지 않고 장벽에 들러붙어 있는 변'을 말합니다.

옛말에 '사람은 3가지를 잘 해야 건강하다'는 말을 들어보셨을 겁니다. 좀 나이 드신 분들은 잘 아실 텐데요. 쉽게 말하면 '잘 먹고, 잘 자고, 잘 싸고' 입니다. 그런데 현대인들의 문제는 이 세 가지를 다 잘 못하고 있다는 것이 되겠지요.

'잘 먹는다'는 것은 입이 좋아하는 것이 아니고 몸이 좋아하는 것을 말합니다. 그러나 우리는 어떻습니까? 입맛을 돋우는 기름진 음식들과 편리하다는 이유로 만들어진 인스턴트가공식품들 속에 파묻혀 있습니다. 그 뿐만 아니라 TV만 틀면 나오는 온갖 맛집 찾기와 요리프로그램, 인터넷에는 BJ가 먹는 모습을 여과 없이 보여주는 '먹방'(먹는 방송)프로그램 등 오직 입맛에만 모든 초점을 맞추고 있습니다.

그리고 '잘 자야' 하는데 스트레스를 많이 받다 보니 화가 머리 위로 뜬 상태(뇌파가 높은 상태)에 있어 잠을 깊게 자지 못합니다.

단식! 한번 해 볼까?

뇌파가 안정돼야 깊은 수면을 취할 수 있을 텐데 뇌파가 높아져 있고, 또 조명의 발달로 외부가 너무나 밝다 보니 숙면을 취하지 못하는 것입니다. 이렇다 보니 현대인들은 늘 피로한 상태로 생활을 하고 있는 것이죠.

마지막으로 '잘 싸야' 하는데, 인스턴트식품, 불규칙한 식사와 스트레스로 인해 장이 무력화되다 보니 제대로 변을 보지 못하고 있습니다. 제때 배설되지 못하고 남아 있는 변을 일컬어 '숙변(宿便)'이라고 하는데 자연의학에서는 이 숙변을 만병의 근원으로 보고 있습니다.

이는 한번만 생각해 보면 알 수 있습니다. 더운 여름날에 음식을 한나절만 밖에 두면 금방 상하게 되죠. 시간이 더 지나면 썩기 시작하면서 벌레와 세균들이 끼고 나쁜 가스가 발생하게 됩니다. 그런데 반쯤 소화된 변(便)을 30도 정도 되는 방안에 놓아두었다고 생각해 본다면 어떤 일이 생길지 상상이 되시겠죠? 반나절 정도만 지나면 썩고 고약한 냄새가 날 텐데요. 그러한 일이 바로 우리 몸속에서 일어나고 있다는 것입니다.

이 변(便)이 36도 정도 온도의 우리 장 속에 오래 머물러 있다고 생각해 보세요. 당연히 문제가 생길 수밖에 없습니다. 음식물이 우리 몸에 머물러 있는 시간은 12시간 정도 이내가 좋고, 최대 48시간을 넘기지 말아야 합니다. 이 안에 밖으로 배출이 되어야 한다는 것이죠. 그렇지 않고 남아 있는 변은 병원균의

온상이 되고 기생충의 영양이 됩니다. 이 숙변에서 발생되는 가스는 장내의 유산균을 죽여 영양결핍을 초래하는가 하면 뇌로 올라가 뇌신경의 활동을 억제하기도 합니다. 또한 장벽에 붙어 있는 숙변으로 인해 내장의 혈액순환이 나빠져 간장과 신장을 자극하고 심장, 뇌에도 영향을 미칩니다.

변비가 심한 분들은 1주에 한 번 정도 화장실에 가기도 하는데요. 그렇다 보니 보통사람들도 1킬로 정도의 숙변이 있고, 심한 분들은 3킬로 정도가 된다고 합니다. 이 숙변의 형태는 다양한데 보통 검은 염소똥이나 콩, 혹은 작은 낙엽과 같은 모양이 많습니다. 이 숙변은 기름덩어리처럼 끈적끈적하며 아주 고약한 냄새가 납니다. 그래서 변을 보고 난 후에도 변기에 들러붙어서 한 번에 쓸려 내려가지 않는 경우도 있습니다.

예전에 단식을 경험하신 한 여자 분은 변비가 아주 심했던 분인데, 단식 시에 나온 숙변이 변기에 넘칠 정도로 가득 찬 것을 보고 너무나 놀랐던 적이 있습니다. 또 건강한 사람은 숙변이 설사처럼 나오기도 합니다.

단식을 하면 왜 숙변이 제거될까요? 숙변들은 장기의 융털 사이에 끼여 있습니다. 어릴 때는 그래도 장이 힘이 있어서 숙변을 웬만큼은 외부로 밀어낼 수 있어서 다행인데, 나이가 들어가면서 장이 무력화되고 심지어 대장벽이 바깥쪽으로 동그랗게 꽈리모양으로 튀어나오는 '장게실'까지 생깁니다. 이런 곳에 숙변들이 고여 있어서 잘 배출이 안 되는 것입니다. 그나마 예전에는 식이섬유가 많은 채소 위주의 식사를 했기 때문에 숙변들이 쓸려서 잘 빠져나왔지만 지금은 식이섬유가 부족한 가공식품을 많이 먹다 보니 이것들이 제대로 빠져나오지 않습니다. 그런데 단식을 하다 보면 외부에서 음식물이 들어오지 않기 때문에 장이 수축하게 되고, 이 와중에 융털 사이에 끼여 있던 숙변들이 빠져 나오는 것입니다. 단식을 할 때는 이 숙변의 배출을 도와주기 위해 물을 많이 먹어야 하고 장을 자극하는 장운동이나 아랫배를 두들기는 것을 많이 하면 좋습니다.

숙변의 배출을 돕기 위해 단식 중에는 관장을 하거나 설사를 유도하는 마그밀을 먹기도 합니다. 이 숙변은 단식 중에 배출되기도 하지만 보식 중에도 배출이 되기 때문에 보식이 또 아주 중요합니다.

저는 매년 2~3번의 단식을 합니다. 언젠가 가을에 단식을 했을 때가 기억이 나는데요. 그때는 영업을 다니다 보니 술자리도 많았고, 모임도 많았던 때라 몇 개월 동안 매일 저녁회식을 하다 보니 배가 눈에 띄게 나온 적이 있었습니다. 그래서 단식에 들어갔는데 그 당시는 다른 때와 달리 유달리 체중의 변화도 적었고, 배가 쉽게 들어가지 않더라구요. 그래서 그동안 쌓인 게 많아서 그런가 보다 하고 있었죠. 그러다 보식 3일차 되는 날이었습니다. 그날 특별히 힘들다거나 하지는 않았는데 유달리 입술이 마르더라구요. 물이 부족해서 그런가 보다 해서 물을 많이 마셨는데도 별 효과가 없었습니다. 그래서 '뭐 그러려니' 하고 있었는데, 그날이 지나고 그 다음날 아침에 보니 배가 쏙 꺼져 있는게 아니겠습니까. 정말 놀랍고 신기했습니다. '하룻밤 새에 이렇게 배가 꺼지다니?' 그날 낮에 잠깐 산책을 하는데 화장실이 가고 싶어졌습니다. 아침에 화장실에 다녀왔고, 보식 때 먹은 것이라고는 현미밥 조금과 약간의 채소뿐이었는데 화장실을 가고 싶은 게 이상했습니다. 평소 때도 아침에 한번 화장실에 가고 나면 하루 종일 거의 갈 일이 없었기 때문이죠. 그래서 화장실에 가서 변을 보았는데 변이 아니고 이상한 기름덩어리가 변기에 둥둥 떠 있는 것을 보고 깜짝 놀랐습니다. 단식생들 중에 이런 비슷한 얘기를 하시는 분들이 꽤 있긴 했지만 내가 직접 경험한 것은 처음이어서 참 놀랐습니다. 이게 빠져나가려고 아침에 배가 쏙 들어갔구나, 하는 것을 그때야 비로소 알 수 있었고, 참으로 신기한 경험이었습니다. 단식을 하다 보면 이렇게 말로 표현하기 어려운 다양한 현상들이 나타납니다.

때로 의사들 중에는 숙변의 존재를 아예 인정하지 않는 분들도 계십니다. 그런데 제가 단식을 할 때 물만 먹었는데도 15일째 관장을 하니 숙변이 나오는 것을 확인했기에 무조건 없다고 단정 지을 수는 없을 듯합니다. 숙변이라고 표현하지만 진짜 의미는 일종의 슬러지, 몸속에서 생긴 찌꺼기가 아닌가 생각이 들기

단식! 한번 해 볼까?

때문이죠. 실제 단식 이후 숙변이 빠져나가면서 생기는 몸의 긍정적 변화에 단식생들도 신기해 할 정도입니다.

겉으로 보기에 깨끗해 보이는 냇가의 돌에도 때로 이끼가 낍니다. 그런데 심하게는 몇 십 년 동안 한 번도 청소해 주지 않은 우리의 장이 깨끗하기를 바라는 것은 욕심이겠죠. 더구나 우리의 장벽은 수많은 주름살로 이루어져 있어 변이 정체되기에 아주 알맞은 환경입니다. 단식은 이 숙변은 물론 노폐물 등 몸속 구석구석의 독소들까지 자연스럽게 배출시켜 주는 것이지요. 그러니 숙변제거야말로 단식의 효과 중에서 가장 최고의 효과라 할 수 있습니다.

### (2) 몸속 장기의 휴식을 돕는다

우리가 일생동안 먹는 음식이 30~50톤이나 된다는 것을 아십니까? 50톤이면 도로에서 흔히 보는 1톤 트럭 50대인데, 이 50대의 트럭이 내 몸 속에 들어오려고 줄을 서 있는 모습을 상상해 보세요. 엄청나지 않습니까?

단식강의를 하면서 교육생들에게 질문을 던집니다.

"하루 몇 끼 드세요?"

그러면 보통 "2끼요." 혹은 "3끼요." 라고 대답들을 하십니다.

"정말 그럴까요? 끼니 사이에 간식 먹죠. 저녁에 야식 먹죠. 남자 분들은 거기에 술까지 드시잖아요?"

이렇게 얘기하면 다들 웃으십니다. 그러면 저는 또 얘기를 합니다.

"이것을 회사에 비유하면 정규 8시간 근무 외에 잔업, 야근, 특근까지 한다는 얘기입니다. 그것도 수십 년 동안, 휴가 한번 없이!! 여러분 같으면 그 회사 다니고 싶어요?"

라고 물으면 다들 '아뇨'라고 대답을 합니다.

"기업으로 따지면 그런 악덕기업이 없죠? 여러분이 여러분의 몸에 한 일입니다. 그럼 어때요? 몸이 탈 안 나고 지금까지 잘 버텨 온 것만으로도 감사한 일입니다. 여러분의 장기를 쓰다듬어 주면서 '고맙다'라고 얘기해 주세요."라고 시키죠. 그러고는 한 마디를 덧붙입니다.

"여러분 몸속으로 지나간 돼지가 몇 마리일까? 닭은 몇 마리며, 소는?"

그러면 단식에 오신 분들이 와! 하고 웃으면서 정말 그렇구나! 하는 것을 인정하게 됩니다.

우리는 일생을 살면서 장기에 대한 배려가 전혀 없었습니다. 그래서 단식하는 동안만이라도 장기를 비워줌으로써 장기를 쉬게 하는 것입니다. 단식을 하면 위장의 부담을 줄여 장기의 기능을 원활하게 하고 또 영양분공급도 막아 쓸모없는 에너지가 몸 안에 쌓이지 않도록 합니다. 우리가 건강하기 위해서는 활동과 휴식의 균형이 잘 잡혀 있어야 하는 것입니다. 단식은 체내

단식! 한번 해 볼까?

에 쌓여 있는 노폐물을 처리할 수 있는 기회를 주는 동시에 피로로 쇠약해진 장기들이 쉴 수 있는 휴식의 기회를 주는 것이죠. 더불어 우리 장기들에는 알게 모르게 생긴 상처들이 많습니다. 이것이 제때 치료되지 않고 심해지면 궤양으로 발전합니다. 그런데 음식물들이 쉬지 않고 들어오면 상처들을 치료할 시간이 없습니다.

단식을 하게 되면 음식물이 상처를 자극하지 않기 때문에 스스로 치료할 시간이 생기고 상처가 쉽게 아무는 것입니다. 단식은 피로한 장기의 휴식과 함께 장기에 난 상처를 치유함으로써 생명력을 축적할 시간을 갖게 해 줍니다.

그런데 휴가를 다녀왔을 때 일이 산더미처럼 쌓여 있다면 이것은 휴가가 아니고 스트레스가 되는 것이지요. 마찬가지로 단식을 한 후에 먹고 싶었던 음식을 마구 먹는 것은 우리 몸에 스트레스를 주는 것과 같습니다. 그리고 이것은 아주 위험한 행동이니 삼가야 합니다. 단식을 하게 되면 위는 어린아이의 위처럼 변합니다. 어린아이에게 바로 밥을 먹이지는 않죠. 처음에는 미음부터 차근차근 먹입니다. 마찬가지로 단식 후에는 미음부터 시작해서 조심스럽게 보식(회복식)으로 나아가야 합니다. 단식을 하다가 부작용이 났다는 얘기는 대부분 보식을 제대로 하지 않았거나 단식 중에 음식물을 섭취해서 생기는 것입니다. 이럴 경우 오히려 몸을 망치게 되니 단식을 안 하는 것만 못하게 되는 것이지요. 그래서 아예 처음부터 보식을 제대로 하겠다는 결심을 하고 장기에 진정한 휴식을 주는 것이 필요합니다.

### (3) 자가융해와 혈액정화작용이 일어난다

단식을 한다는 것은 외부로부터 영양공급이 끊어지게 된다는 것을 의미합니다. 그렇게 되면 우리 몸은 비상상태에 돌입을 하기 때문에 어쩔 수 없이 체내에 축적되어 있는 영양물질을 연소시켜 그것을 에너지로 생명을 유지해 나가게 되는 것입니다. 이때 필연적으로 우리 몸에서 불필요한 것, 덜 중요한 것부터 소모하기 시작하는데 가장 먼저 소모되는 불필요한 물질이 바로 염증이나 내장에 생긴 종기덩어리, 종양덩어리, 고름 등의 병조직입니다. 가장 먼저 병 조직이 소모되고 4일 정도 지났을 때부터 비로소 지방덩어리, 군살덩어리 등이 소모되기 시작합니다. 그래서 다이어트가 목적인 분들에게 단식보다 보식(회복식)이 더욱더 중요한 것이 이때부터 지방이 분해되면서 살이 빠지기 시작하기 때문입니다. 단식원에서 보통 5박 6일 단식을 하게 되면 평균 4~5킬로 정도 체중이 감량됩니다. 지방이 분해되고 10일 정도가 되면 그때부터는 근육조직의 분해가 이루어집니다. 그래서 너무 오래 단식을 하게 되면 근육이 소모되기 때문에 특별한 이유가 없는 한 장기간의 단식은 권하지 않습니다. 그 다음이 내장조직이며 마지막까지 소모되지 않는 것이 중추조직과 심장조직입니다. 중추조직(뇌)과 심장조직이 소모되면 생명에 지장이 있기 때문인데 30일 이내까지는 몸에 크게 문제가 있는 사람이 아니면 생명에 지장은 없다고 합니다.

이렇듯 단식 중에 우리 몸 스스로가 몸 안의 조직을 녹여 생명을 유지하는 활동을 의학적으로 '자가융해'라고 합니다. 이것을 다른 말로 '조직의 역분화'라고 하는데 이것은 일본의 저명한 의학자이자 단식전문가인 치시마 박사의 이론입니다. 단식을 하면 외부로부터 영양물질이 들어오지 않기 때문에 내부의 필요 없는 조직으로부터 순서대로 소모한다는 것인데 이 와중에 혈액 속의 콜레스테롤 등 각종 찌꺼기, 내장이나 근육조직 속의 각종 불순물, 독소, 노폐물 등도 함께 소모되어 말끔히 청소됩니다. 혈액이 정화되면 웬만한 병은 생기려야 생길 수 없는 체질이 됩니다.

단식 시 자가융해가 일어나기에 단식을 하는 사람들의 몸에서는 냄새가 납니다. 단식을 하시는 분들이 처음에는 느끼지 못하다가 2~3일쯤 지나면 스스로 자신의 몸에서 냄새가 난다는 것을 알 수가 있습니다. 단식하는 분들이 머무는 방에 들어가면 단식할 때 나는 냄새가 온 방에 가득 차 있습니다. 이 냄새가 벽에 스며드는데 단식이 끝난 후 하루 이상 문을 열어 놓아야 냄새가 빠질 정도로 지독합니다. 몸속에 독소가 빠져 나갔다는 증거겠지요. 또한 단식을 하게 되면 몸의 건강을 해치는 병균을 잡아먹는 백혈구가 증가된다고 알려져 있습니다. 백혈구는 혈액을 구성하는 세포 중의 하나로 혈액과 조직에서 이물질을 잡아먹거나 항체를 형성함으로써 감염에 저항하여 신체를 보호하는 기능을 합니다.

현대인들은 산성식품(고기류, 인스턴트음식 등)을 과잉으로 섭취하여 체액이 산성으로 기울어져 있습니다. 거기에 각종 식품첨가물의 섭취, 약품남용, 그리고 스트레스와 운동부족으로 백혈구의 수도 적고 그 힘도 약해져 있습니다. 그런데 단식을 하게 되면 각종 독소, 노폐물 등이 빠지게 되어 혈액이 정상화됨으로써 백혈구가 증가되고 그 힘이 강해지게 되는 것이죠. 실험결과 백혈구의 수가 2배에서 세배까지 증가되며, 식균력은 10배가 넘는 것으로 확인되었습니다. 결국 이 증가된 백혈구가 몸속에 나쁜 세균들과 병든 세포를 제거하여 혈액이 정화되는 것입니다.

## 정력강화

‘정력’하면 흔히 성적인 힘을 가장 먼저 떠올리게 되는 데 정력이라는 것이 단순히 성적인 힘만을 얘기하는 것은 아닙니다. 내가 원하는 일을 할 수 있는 기초적인 힘을 말하는 것입니다. 정력이 왕성해야 어떤 일을 해도 잘 할 수 있는 것이지요. 현대인들은 정력이 많이 약해져 있다고 합니다. 역시나 각종 스트레스와 운동부족 등이 원인으로 정자의 수가 감소된 분들도 많습니다. 그래서 아이를 낳는데 어려움을 겪는 분들이 꽤 있는데 이역시도 단식을 하면서 효과를 보는 분들이 있습니다.

특히 불임여성 중에 이런저런 병원에 가서도 효과를 보지 못했는데 단식을 하고 나서 임신을 한 경우가 꽤 있습니다. 불임의 원인 중에 골반이 틀어져 있거나 아랫배가 차서 그런 경우가 있는데 단식을 하면서 숙변이 빠져나가고 아랫배가 따뜻해지면서 아이가 생긴 것입니다. '아랫배가 왜 따뜻해야 하는 가?'에 대한 부분은 후반부에 따로 설명을 드리겠습니다.

모든 생명은 따뜻해야 잘 살아갈 수 있습니다. 마찬가지로 아랫배가 따뜻해야 정자가 제대로 자궁에 정착을 할 수 있습니다. 그래서 오랫동안 아이가 생기지 않아서 시험관아기를 가지려고 병원에 가면 시술을 하기 전에 의사가 여자 분에게 배를 따뜻하게 하는 약을 먼저 처방을 하는 것이 바로 그런 이유 때문입니다.

여자 분들이 단식을 통해서 아이를 가진 얘기는 꽤 들었는데, 얼마 전에는 남자 분에게도 비슷한 일화가 있었습니다. 이 분은 부산에서 사업을 하시는 분인데 예전에 단식을 하러 왔다가 좋아서 최근에 다시 온 분입니다. 원래는 아이를 안 가지려고 정관수술을 했답니다. 그런데 단식을 한 후에 어떻게 된 것인지 이것이 풀려서 막둥이를 가지게 되었다고 하더군요. 그래서 요즘 막둥이 보는 재미에 시간가는 줄 모른다면서 단식원에 감사를 표시했습니다. 물론 100% 단식 때문에 그런 것은 아니겠지만 재미있는 일화였습니다.

단식은 몸을 정화하는 것이기에 자동차에 비유한다면 '보울링' 하는 효과를 가져 옵니다. 자동차도 한번 '보울링'을 하면 성능이 좋아지듯이 단식을 통해 몸을 한번 정화하면 세포 하나하나가 갱

신되어 생명력이 강화됨으로써 체력이 강화되고 새로운 힘이 생깁니다. 저 역시 단식을 한 후 팔굽혀펴기(푸샵) 개수가 10개가 확 늘어난 것을 보고 깜짝 놀랐습니다. 그런데 그 효과를 높이기 위해서는 단식 중에 하는 각종 자연요법이나 보조운동을 충실하게 시행하는 것이 중요하고, 단식 후에는 바른 식습관과 운동을 계속 이어가야 합니다. 특히 뱃심과 허리힘을 꾸준히 강화해 나가는 것이 중요합니다. 경기대학교 대학원 논문 '단식요법이 성기능장애 회복에 미치는 영향'에 따르면 단식프로그램에 참석한 남녀 34명의 단식 전과 후를 비교해 보았는데 단식 후 대상자들의 성기능이 모두 회복되었다고 보고하고 있습니다. 그러면서 기질성 성기능장애는 혈관이 막히고 피가 탁해 혈액이 순환되지 않아서 생긴 장애이기에 단식을 통해 몸속의 모든 노폐물이 빠져나가고, 피도 깨끗해지고, 혈관이 대청소되니 혈액순환이 되어 저절로 발기력이 회복된 것이라고 제언하고 있습니다(김수영, 2005).

정력얘기를 하니 또 생각나는 분이 있는데요. 우리 단식원에 6개월에 한 번씩 주기적으로 단식을 하러 오는 분이 계십니다. "시간 내기도 쉽지 않을 텐데 자주 오시네요!"하고 물었더니 "글쎄요. 와이프가 자꾸 가라고 하네요."라고 말씀하시면서 의미심장하게 웃었던 기억이 납니다.

간디는 "단식 후 정력증강은 체험해 본 사람만이 안다." 라는 말을 남겼다고 하지요.

## 치매예방 및 두뇌개발

단식은 뇌신경조직의 활동을 활발하게 해주기 때문에 두뇌가 좋아지는 효과가 있습니다. 전신에 축적되어 있었던 노폐물이나 독소가 배출되어 피가 맑아짐으로써 머리가 좋아지는 것입니다. 또 단식이 치매예방 및 두뇌개발에 도움이 되는 가장 큰 이유는 바로 숙변제거입니다. 체내에 숙변이 쌓이면 여기에서 가스가 발생하고 그 가스가 혈액을 타고 머리로 올라가 뇌신경의 활동을 억제합니다. 그래서 기억력이 둔화되고 늘 두통이 계속되어 고민하던 사람이 단식을 하여 두통도 없어지고 기억력도 좋아지게 되는 사례가 많이 있습니다. 저 역시 단식을 시행할 때 책을 읽으면 평소에 잘 이해되지 않던 내용들이 신기하게 풀

단식! 한번 해 볼까?

리는 것을 체험합니다. 노인들이 잘 걸리는 치매 역시 단식으로 예방할 수 있습니다.

예로부터 많이 먹으면 미련하다고 했습니다. 왜냐하면 많이 먹으면 그것을 소화해야 하기에 머리로 가는 혈액이 죄다 소화하는 데 몰리니 당연히 두뇌활동이 둔감할 수밖에 없죠. 그래서 치매 환자들이 먹고 나면 금방 또 먹을 것을 찾게 되는 것입니다.

청주에 있는 대학교수 한 분이 단식을 다녀간 일이 있습니다. 여자교수님인데 이분이 단식을 7일간 마치고 저에게 오시더니 갑자기 "나는 속았다."라고 말씀을 하셔서 깜짝 놀랐습니다. 뭔 말인가? 하고 물어보았더니 살면서 머리가 이렇게 맑았던 적이 한 번도 없었다는 것입니다. 그래서 남들도 다 이렇게 머리가 아픈 채로 사는 줄 알았는데 단식이 끝나니까 너무도 머리가 맑아서 놀랐답니다. 그러고는 "이렇게 머리가 맑은 게 정상인데, 그동안 나만 모른 채 속고 살았다."고 말씀을 하시더라구요.

이렇듯 단식을 통해 숙변이 제거되면 머리가 아주 맑아지는데요. 특히 머리에 열이 날 때 관장을 하면 금방 머리에 열이 내리는 것을 확인할 수가 있습니다.

러시아의 정신의학자이자 단식의 권위자인 유리세르게이비치 니콜라예프는『정신분열증의 단식치료』라는 논문으로 박사학위를 받았으며, 단식요법으로 7천명의 정신병환자를 치료했다고 알려져 있습니다. 지금도 그의 연구소에는 전 세계 각국의 학자들이 방문하고 있고 그 공로로 미국 정신병학아카데미의 명예회원으로 추대된 바 있습니다. 물론 가벼운 증상의 환자들을 말하는 것입니다. 심한 환자들이 단식을 하는 것은 금물입니다.

이렇듯 단식은 두뇌를 개발하고 치매예방에도 탁월한 효과를 발휘합니다. 미국 국립노화연구소 산하 신경과학연구실 책임자인 마크 맷슨 박사는 '뇌와 노화'에 관련해 가장 권위 있는 학자 중 한 분인데 단식이 알츠하이머병, 치매, 기억력 상실과 같은 질병을 퇴치하는데 도움을 준다는 연구결과를 발표했습니다.

"쥐들에게 고지방, 고과당식단을 제공하자 조기에 학습과 기억력 장애가 발생하고, 미로 테스트에서 길을 찾는데 어려움을 겪었다."

한마디로 정크푸드(인스턴트식품, 일명 쓰레기음식) 때문에 쥐들이 비대해지고 둔해졌다는 말이죠.

# 질병치유 및 피부미용

비만을 병이라고 할 수는 없지만 이것이 성인병의 원인이 되기 때문에 문제가 되는 것입니다. 또 요즘처럼 외모를 중시하는 문화에서 비만은 큰 사회문제가 될 수가 있습니다. 비만의 원인은 다양합니다. 올바르지 못한 식생활과 운동부족이 원인이 되기도 하고, 일부는 체질상 그런 경우도 있지만 주원인은 신진대사의 이상 때문입니다.

단식을 하면 당연히 살이 빠집니다. 그런데 지방이 제대로 분해되는 시간이 4일째부터 라고 했습니다. 그러니 그 전에 괜히 저울에 올라가서 살이 빠지지 않는다고 스트레스 받을 필요가 없습니다. 빠질 때가 되면 빠지겠지 하고 느긋하게 기다리는 마음이 필요합니다.

단식원지도자들이 실험을 해 보면 가장 살이 많이 빠지는 것
은 움직일 때입니다. 그러니 격한 운동은 안 되지만 산책이나
가벼운 운동을 꾸준히 해 주는 것이 배고픔을 잊고 체중을 감량
하는 가장 좋은 방법입니다.

더욱이 요즘 여자 분들이 비만과 더불어 가장 크게 신경을 쓰
는 것이 피부미용이죠. 이런 부분도 단식이 도움이 될 수 있습
니다. 단식은 우리 몸에 큰 자극을 주는 것과 같습니다. 자연에
비유하면 태풍이 한번 휘몰아치는 것과 같다고 할 수 있겠죠.
강에 태풍이 한번 지나가면 지저분한 것들을 쓸어내리며 깨끗해
지듯이 단식을 통해 몸을 정화하면 안전하고 확실하게 살을 뺄
수 있고, 특히 혈액과 관련된 질병에는 큰 효과를 볼 수 있습니
다. 불필요한 기름기와 군살만 제거되는 것이 아니라 노폐물,
독소까지 제거되고 피가 맑아지기 때문에 당연히 피부도 고와지
는 것입니다. 일석이조의 효과죠.

보통 피부에 문제가 생기면 피부과를 찾거나 외부에서 해결법
을 찾지만 그 근본원인을 찾아보면 상당 부분이 내장과 연관이
있다는 것입니다. 내장 속에 있는 숙변이나 각종 독소들이 병
의 원인인데 겉에만 약을 바른다고 효과를 볼 수 있는 게 아니
겠죠. 얼굴에 뭐가 날 때 얼굴에만 직접 치료를 하는 것은 임시
방편 밖에 되지 않습니다. 근본원인을 찾아서 치료해야 하며 그
원인을 몸속에서 찾아야 합니다.

　　　　　　　　　　　　　　　　　　　단식! 한번 해 볼까?

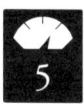

# 자신감회복 및 영성개발

||||||||||||||||||||||||||||||||||||||||||||||||||||||||||||||||||||||||||||||||||

단식이 쉽지는 않습니다. 특히 지금처럼 온갖 음식의 유혹이 난무하는 시기에는 더 그렇습니다. 그래서 단식은 강한 의지가 필수요건이며, 자신을 단련할 수 있는 아주 좋은 기회입니다. 단식을 성공적으로 수행한 것은 바로 자신과의 약속을 지켜낸 것입니다. 자신과의 약속을 지켜 냈다는 것은 스스로 믿는 마음이 생겨났다는 것을 얘기하며, 힘든 단식수행을 이겨낸 자신감은 앞으로의 인생에 있어 어떤 어려움도 극복해 낼 수 있는 힘이 됩니다.

책의 마지막 단락인 체험수기에는 '김란'님의 체험기를 볼 수 있는데 그 글을 보면 단식이 자신감회복에 얼마나 큰 영향을 미치는지 알 수 있습니다. 쉽지 않은 단식수행을 해냄으로써 내면의 힘을 쓸 수 있는 자신감을 얻게 되고 그 자신감은 인생을 살아가는데 있어 가장 큰 재산이 될 것입니다.

또한 단식을 통해 영성을 개발할 수가 있습니다. 그래서 종교나 수행단체에서는 단식을 일반화하고 있습니다. 영성은 누구에게나 있습니다. 이것이 동물과 인간의 다른 점이지만 일상생활에서 영성의 발현을 잘 느끼지 못하는 것은 우리의 피해의식, 이기심과 자만심과 같은 망상이 우리의 영성을 가리고 있기 때문입니다. 그러므로 단식수행을 하게 되면 심신이 정화되어 영적 교류가 쉬운 상태가 됩니다. 내장과 세포조직 속의 찌꺼기가 말끔히 세척됨은 물론 마음까지 비운 상태에서 명상을 하게 되면 세속을 초월한 절대무아의 경지에 몰입하기가 쉬워집니다.

이런 체험을 거듭하는 동안에 영성이 개발되면 단식을 끝내고 일상으로 돌아간 후에도 정신력이 고양되어 감수성, 직관력, 포용력, 조화력 등 정신적 감응력이 향상됩니다. 그런데 이러한 영성을 꼭 종교적인 것으로 생각하거나 나와는 관련이 없는 것으로 치부할 필요는 없습니다. 바로 우리의 일상생활에 늘 함께 하고 있는 것이기 때문이죠. 세계보건기구(WHO)에서도 1998년에 건강을 '육체적 건강, 정신적 건강, 영적 건강 및 사회적 건강'의 4가지로 정의했습니다.

어떤 분들은 종교적으로 생각하기에 거부감을 가지고 있는 사람도 있는데 쉽게 표현하면 사람을 사람답게 하는 것이고, 사람만이 가지고 있는 것이기에 다른 말로 '인성(人性)'이라고 하면 될 것입니다. 바로 사람이 가져야 할 성품인데요. 이런 부분은 배워서 되는 것도 있지만 저절로 알게 되는 부분도 있습니다. 뭐가 나에게 좋은지 안 좋은지를 따로 배우지 않아도 저절로 알게 된다는 얘기입니다.

제가 단식을 지도할 때 일입니다. 단식을 할 때는 담배와 지갑 같은 것을 거두어 놓습니다. 혹시나 유혹에 빠지는 것을 방지하기 위함인데, 어떤 한 분이 담배를 몰래 숨겨놓았나 봅니다. 단식교육을 받던 중 도저히 참을 수가 없었던지 몰래 담배를 피웠는데 그분이 딱 한 모금 담배를 빨아들이고 바로 그 자리에서 기절하고 말았습니다. 단식을 하면 몸이 어린아이처럼 맑아지는데 거기에 탁한 담배연기가 들어갔으니 기절할 수밖에 없었던 거죠. 그래도 잠깐 기절했다가 깨어나서 다행이지 자칫 큰일 날 뻔 한 사건이었습니다. 그 분이 그 이후 충격으로 지금까지 담배를 잘 끊고 계시는데, 묘하게 단식 후에는 담배를 피우고 싶은 생각도 나지 않고, 금단현상도 전혀 일어나지 않더라는 것입니다. 단식 이후 몸이 맑아지니 절로 탁한 것이 싫어지는 것이지요.

또 한 분은 60대의 남자분인데 몇 년 동안 매일 저녁에 주무시기 전에 서울에서 나온 00막걸리를 한 병씩 드시고 주무셨다고 합니다. 그런데 그 분이 단식을 마치고 보식까지 잘 마친 후에 같은 막걸리를 마시는데 예전에 느끼지 못했던 화학품 냄새가 확 올라오는 게 느껴지더랍니다. 그래서 다시는 그 막걸리를 마시지 않는다고 하시는데요. 몸이 맑아지고 감각이 깨어나면 탁한 것, 좋지 않은 것은 말하지 않아도 감각적으로 알게 됩니다.

이러한 현상은 모두 몸속에 숨겨져 있던 영성이 깨어나기 때문이라고 볼 수 있습니다. 억지로 하는 게 아니라 저절로 멀어지게 만드는 것이죠. 이처럼 단식을 통해 자신의 한계라고 생각되는 부분을 넘고 나면 저절로 알아지는 게 있습니다. 단식은 몸뿐 아니라 마음까지 정화하는 과정이기 때문입니다.

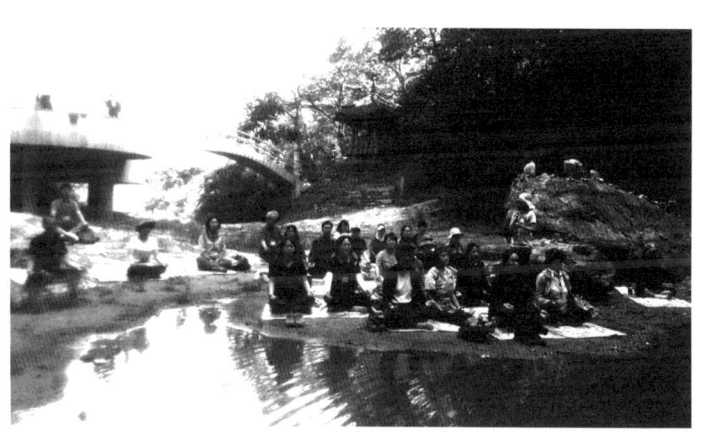

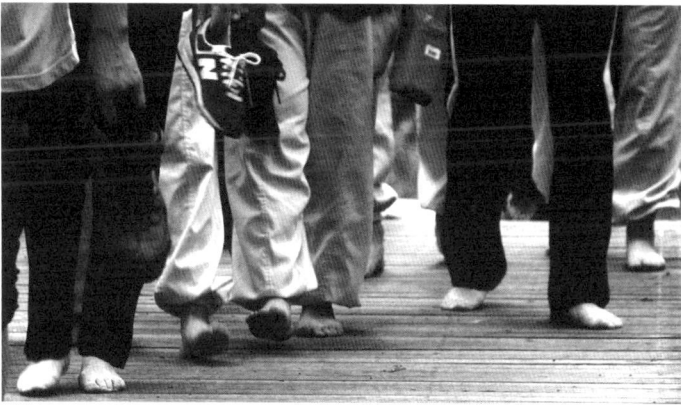

# 3장

# 단식을 할려면 준비해야 할 것은요?

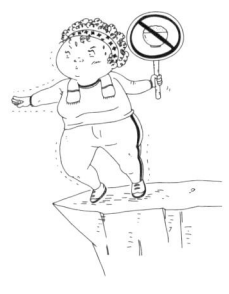

## 계획 짜기
### (며칠을 할 것인가? 어떤 단식을 할 것인가?)

|ılıılıılıılıılıılıılıılıılıılıılıılıılıılıılıılıılıılıılıılıılıılıılıılıı|

 단식을 접해보지 않은 분들은 '단식(斷食)'하면 막연히 굶는 것만을 생각하는데 올바른 단식을 위해서는 순서를 철저히 잘 지켜야 부작용도 없고 제대로 효과를 볼 수가 있습니다.

 단식은 감식기(예비단식), 단식기(본단식), 보식기(회복식)의 3단계로 나누는데, 단식 이후 단식의 효과를 생활화하기 위해 식이요법기까지 합쳐서 총 4단계로 나누기도 합니다. 감식기는 준비기간으로 식사량을 서서히 줄여 나가면서 단식을 준비하는 단계이고, 단식기는 외부로부터 영양공급을 완전히 끊는 시기라고 할 수 있겠습니다. 보식기는 단식을 마무리하는 회복기간이고,

단식! 한번 해 볼까?

식이요법기는 생활 속에서 식사조절을 해나가는 시간입니다.

본격적으로 단식에 들어가기 위해 가장 먼저 해야 할 것은 계획을 구체적으로 짜는 일입니다.

### 〈며칠을 할 것인가?〉

이상적인 단식일수는 사람마다 체질과 건강상태가 다르기 때문에 뭐라고 딱 규정지을 수는 없습니다. 단식일수를 정할 때는 단식을 하는 사람의 체력이나 연령, 병증과 같은 신체적인 부분과 의지력이나 인생목표 등의 정신적인 부분, 그리고 자신의 직업, 가정의 상황, 주변환경 등을 고려해서 정해야 합니다.

흔히 단식이라 함은 예비단식, 본단식, 회복식 3단계로 나누어지는데, 단식일수라 함은 본 단식을 기준으로 정합니다. 그러나 예비단식과 보식을 무시하면 오히려 몸의 이상을 가져 올 수 있기 때문에 단식일수를 계획할 때는 3단계를 고려해서 충분히 여유를 가지고 정해야 합니다.

예비단식은 음식을 줄이는 것이기에 일상생활 속에서 가능하지만 보식은 철저한 계획 하에 진행해야 합니다. 생수단식이나 변형단식의 감식기(예비단식)는 기간이나 방법이 똑 같지만 보식기(회복기)는 길이가 다릅니다. 변형단식은 본 단식일수만큼 보식을 하면 되지만 생수단식은 본단식의 4배만큼 보식이 필요하기에 여기에 맞추어서 단식의 목적과 자신의 스케줄에 따라 어떤 단식을 어떻게 할 것인가? 에 대한 계획이 필요합니다.

 단식은 무조건 길게만 한다고 좋은 것이 아니기에 단식일수는 일시적인 건강회복이나 스트레스해소 혹은 체중조절을 위해서 한다고 하면 3~4일이 가장 무난하고, 만성병의 치료를 원한다면 전문가의 지도 아래 10일에서 14일까지, 최장 21일까지도 가능합니다.

 '1주일의 단식은 피를 정화하고, 2주일의 단식은 뼈를 정화하며, 3주일의 단식은 마음을 정화한다'는 이슬람교 창시자 무하마드의 말이 있기는 하지만 특별한 목적을 가지고 있는 경우가 아니면 10일 이상의 장기단식은 권하지 않습니다. 건강하고 정신력이 강한 사람, 단식경험자 등도 10일 이내가 적당합니다. 그리고 제대로 효과를 보기 위해서는 단식을 정기화하는 게 좋습니다. 단식을 생활 속에서 활용하는 분은 한 주에 1번이나 한 달에 2~3번씩 하루나 이틀 단식을 하는 것이 좋고, 4일 이상의 단식은 최소 3개월 이상의 시간을 두고 진행해야 합니다. 저는 반기나 분기별 단식을 하고 있습니다.

 그리고 10일 이상의 장기단식을 할 때는 단식을 전문적으로 지도하는 지도자 밑에서 하는 것이 원칙이고 안전한 단식입니다. 그러나 한번으로 모든 것을 다 해결하려는 마음 자세는 좋지 않습니다. 규칙적으로 운동하듯이 단식도 주기적으로 생활

단식! 한번 해 볼까?

화하는 것이 가장 좋겠습니다.

단식을 하다 보면 몸과 마음에 다양한 현상이 일어납니다. 이것은 단식을 오래한 사람도 마찬가지입니다. 매번 할 때마다 조금씩 차이가 생기며 어떤 현상이 일어날지 알 수 없습니다. 그래서 단식을 할 때는 자만해서는 안 되고 늘 겸손하게 수행하는 마음으로 임해야 안전하고 효과도 제대로 볼 수가 있습니다.

특히 환자가 전문가의 도움 없이 혼자서 단식을 하는 것은 절대 금물입니다.

**〈어떤 단식을 할 것인가?〉**

단식의 종류는 수십 가지가 있으나 크게 생수단식과 변형단식, 두 가지로 나눌 수가 있습니다. 생수단식은 물만 먹고 하는 것입니다. 이 물도 생수로만 해야 하기 때문에 흔히 '생수단식'이라고 합니다. 그러나 여러 가지 상황과 형편에 따라 단식할 때 물 외의 다른 것을 섭취하는 데 이것을 '변형단식'이라고 하죠. 물론 생수단식이 효과가 큰 것은 사실입니다. 그러나 탈력감과 후유증, 반응증상이 심하고 단식을 하는 사람이 체력이 약하거나 질병이 심할 경우 사고의 위험성이 높기 때문에 요즘은 변형단식을 많이 사용하고 있습니다. 현대인들이 의지력이 많이 약해져 있는 상태이고, 일상생활을 병행하다 보면 단식을 하기가 쉽지 않기 때문에 자연스레 그러한 추세로 들어선 것이지요.

  단식원에서 5박 6일 단식을 진행하다 보면 변형단식보다 생수
단식이 약간의 체중감량 효과가 더 있긴 한데 크게 차이는 없습
니다. 한방재활의학과학회지 논문 '야채효소단식과 생수단식의
효과 비교연구(황의형 · 김정연, 2004)'에는 72명의 환자를 대상으로
비교실험을 해 본 결과 체중감량의 차이는 비슷했고, 변형단식
이 두통이나 속쓰림, 무기력, 어지러움 등의 정도가 훨씬 덜한
것으로 나타났습니다.

  그리고 어떤 자연치유학자들은 오히려 변형단식이 생수단식
보다 질병치유의 효과가 높다고 말하기도 하기 때문에 제 개인
의 입장에서도 혼자서 단식을 처음 시작하는 분들에겐 변형단
식을 권하고 싶습니다. 특히 위장이 약한 여자 분들은 생수단식
때 구토나 무력감 같은 위장반응을 많이 겪습니다.

  처음 시작할 때 너무 고통스러움을 느끼면 단식 자체에 대한
거부감과 두려움이 생겨 다시 단식을 시작하기가 어렵습니다.
물론 체력에 자신이 있는 분들은 생수단식을 하면서도 힘든 것
을 거의 못 느끼기도 합니다.

  이 책에서는 가장 많이 알려져 있는 단식법을 몇 가지 소개하
겠습니다.

## 1) 생수 단식

말 그대로 끓이지 않은 물, '생수'만 마시면서 하는 단식입니다. 가장 정통적인 단식법인데요. 중요한 것은 어떤 물을 마실 것이냐 하는 것입니다. 일단 가장 좋은 물은 자연수인데 주로 지하수입니다. 문제는 이것이 오염된 것이 많다는 것이죠. 요즘은 약수(藥水)터에서 나오는 물도 오염이 되어서 가끔 문제가 생기기도 하는데 깨끗하기만 하다면 미네랄이 살아 있고 산소가 풍부하기에 가장 좋은 물입니다. 시중에 파는 물이나 정수기 물은 삼투압으로 물을 정화하기 때문에 진짜 생수가 아닌 미네랄이 없는 죽은 물이라는 말들이 많습니다. 그러나 쉽고 간편하게 구할 수 있고, 안전하기에 보통은 시중에 파는 생수나 정수기물을 많이 사용합니다. 또 지장수제조기가 있다면 사용하면 좋고, 알칼리 환원수나 증류수는 아직 검증이 되지 않았기에 사용하지 않는 게 좋습니다. 수돗물은 소독을 위한 약품이 들어가기 때문에 사용하지 않거나 아니면 하루 정도 상온에 두었다가 마시면 됩니다.

## 2) 한천단식(寒天斷食)

이 한천단식은 단식요법을 체계화한 니시(西勝造) 선생이 고안한 단식요법으로 폐색이나 장염전 같은 이상반응을 예방하고 공복감과 탈력감이 적어 안전하게 할 수 있는 단식방법입니다. 한

천을 끓여서 식히거나 미지근할 때 먹으면 됩니다. 그러나 실제로 해 보면 해초류의 냄새를 참아내기가 쉽지 않습니다. 단식을 할 때는 감각이 아주 예민해지기 때문에 평소에는 별 문제가 없는 것이 문제가 되기도 합니다. 우리 단식원에서도 한 때 한천단식을 시도했었는데 단식생들이 힘들어하고 오히려 생수단식을 선호하는 바람에 요즘은 하지 않습니다.

### 3) 장국단식

표고를 사용하기 때문에 다른 말로 '표고단식'이라고도 합니다. 일본의 단식 대가 고오다 박사가 개발한 방법으로 공복감이 적고 숙변제거에 효과가 크기 때문에 널리 권장되고 있습니다. 우리나라 단식의 대가인 김동극 선생께서도 추천하는 방법입니다. 먼저 물 540cc에 다시마 10g, 마른 표고버섯 10g을 넣고 끓여서 국물이 우러나면 다시마와 표고버섯을 건져내고, 여기에 간장 30g 혹은 벌꿀이나 흑설탕 30g을 넣어서 마시는데 1일 2회 먹습니다. 단, 신장기능이 좋지 않아 잘 붓는 분들에게는 권하지 않습니다.

### 4) 벌꿀단식

간편하면서도 탈력감을 줄이기 위해 쉽게 할 수 있는 방법이라 변형단식에서 예로부터 가장 많이 이용되어 오는 방법입니

단식! 한번 해 볼까?

다. 물 360cc에 벌꿀 30~40g을 녹여서 하루에 2회 내지 3회 마시는 방법입니다. 단 맛이 약간 날 정도면 됩니다. 이 벌꿀단식은 단것을 좋아하는 어린이에게 잘 맞겠죠. 물론 가짜벌꿀을 조심하셔야 합니다.

### 5) 과즙단식

각종 미네랄과 비타민을 보충해 주면서 하는 단식으로 벌꿀단식에 비해 번거롭기는 해도 맛이 좋고 다양한 맛을 낼 수 있어 지루함을 줄일 수 있는 방법입니다. 과일은 사과, 배, 포도, 귤, 딸기 등을 이용하는데, 5가지를 다 넣어도 되고 2~3가지를 혼합해도 됩니다. 과즙의 양은 1회에 180cc~270cc가 적당하고 이것을 하루에 2~3회 마십니다. 물론 유기농이 가장 좋고, 그렇지 않은 것은 식초를 사용해서 충분히 씻은 다음 껍질째 사용해야 합니다. 위장이 약한 사람들은 과일에 산이 많기 때문에 벌꿀단식을 권합니다.

### 6) 생채소즙 단식

채소를 갈아서 그 즙을 마시는 방법입니다. 식이섬유가 많아서 숙변배출이 용이합니다. 채소는 농약이나 화학비료를 쓰지 않은 유기농채소를 사용하고 보통 배추, 양배추, 상추, 케일 등의 잎채소를 적절하게 사용합니다. 기왕이면 전체(뿌리와 잎)를

다 먹는 것이 효과가 좋습니다. 양은 300g 정도가 적당합니다. 생채소즙 단식은 풋내가 나거나 맛이 나빠 먹기 힘든 경우가 있기에 당근과 같은 뿌리채소를 넣어도 되고, 과일즙이나(사과 1/4개) 벌꿀, 혹은 효소를 타서 마시면 먹기 좋습니다. 역시 이것을 1일 2회 마십니다.

### 7) 효소단식

효소에 물을 타서 마시는 것으로, 효모균에 의한 장내 청소를 도모하는 것과 변통을 좋게 하는 목적으로 하는 단식방법입니다. 효소는 직접 담그는 것이 가장 좋으나 요즘은 시중에 파는 제품도 많기 때문에 믿을 만한 제품을 구입해서 사용하시면 됩니다. 효소액을 쉽게 구할 수 있고 간편하기 때문에 최근에 단식을 하시는 분들이 가장 많이 활용하는 방법입니다. 효소와 물의 비율은 2:8이 되게 해서 0.5ℓ를 하루에 2~3번 나누어 마시면 됩니다.

액체효소는 당도가 대단히 높습니다. 당분이 많은 액체 속에 있는 효모균은 그 높은 침투압(浸透壓) 때문에 일정기간 동안의 발효기간이 끝나면 더 이상 번식이 될 수 없어 가면(假眠)의 상태로 갇혀 있게 됩니다. 그래서 효소를 마실 때 효소를 바로 물에 타서 마시는 것보다는 효소와 물을 미리 희석해 놓았다가 5시간 후에 마시는 것이 효모균이 활성화되기 때문에 가장 효과적입니다.

### 8) 미음단식

현미를 죽 같이 끓여 미음을 만들어서 먹는 방법입니다. 현미가루를 가지고 미음으로 만드는 방법도 있습니다. 찻잔 1잔 정도로 하는데 분량은 현미 25~30g입니다. 1일 2회 정도가 알맞으며 죽염이나 천일염을 첨가해도 좋은데 위하수나 위가 약한 사람에게 가장 적합한 단식법입니다.

### 9) 식이섬유 단식

공복감이나 무력감이 거의 없어 육체적, 정신적으로 큰 부담을 느끼지 않고 할 수 있습니다. 인체에 꼭 필요한 6대 영양소가 있는데 단백질, 탄수화물, 지방, 미네랄, 비타민, 식이섬유입니다. 이중에서 현대인들이 육식위주의 식생활을 하다 보니 특히 부족한 것이 채소류에 많이 들어 있는 식이섬유입니다. 식이섬유 단식은 이 식이섬유를 보충해 가면서 하는 단식으로 장 속의 숙변제거에 효과가 좋습니다. 시중에 파는 식이섬유를 사용해도 되는데 좋은 제품을 고르는 게 중요합니다.

식이섬유 티스푼으로 한 스푼에 효소 30g과 물 300cc를 타서 하루 2~3회 마시면 됩니다. 이때 물에 탄 식이섬유는 오래 두면 부풀어 오르기에 가급적 빨리 마시는 게 좋습니다. 식이섬유 단식은 공복감과 무력감을 느끼지 않아서 좋고, 가장 큰 장점은 보식을 따로 할 필요가 없다는 것입니다. 보식 없이 바로 식이 요법을 시작하기에 단식 후 일상생활을 하는데 큰 부담이 없습니다. 저희 단식원에서는 2~3일 정도의 생수단식 이후에 식이 요법 단식으로 전환하여 진행하는데, 힘들지 않고 보식에 대한 부담감이 적어 단식생들이 굉장히 선호하고 있는 방법입니다.

이외에도 수많은 단식법이 있는데 기호에 따라 선택하시면 됩니다. 다만 유의할 것은 재료가 농약이나 화학비료를 쓰지 않은 유기농이어야 하고 생수는 오염되지 않은 깨끗한 물이어야 한다는 것입니다. 단식을 할 때는 몸이 아주 맑아지고 예민해지기 때문에 조금만 오염이 되어도 민감하게 몸에 반응이 나타나는 경우가 많습니다. 그리고 가공된 것을 피하고 가장 자연에 가까운 것을 선택하는 것이 필요합니다.

성공적인 단식을 위해서는 철저한 준비가 필요합니다. 그러기 위해서는 단식 전에 단식선배의 조언과 경험담, 그리고 관련서적과 인터넷에서의 자료를 충분히 찾아서 공부를 한 다음 시작해야 합니다. 계획성 없이 무작정 시작하는 단식은 실패의 지름길입니다.

# 2

# 준비물 챙기기
## (구충제, 마그밀, 감잎차, 소금)

|‖‖‖‖‖‖‖‖‖‖‖‖‖‖‖‖‖‖‖‖‖‖‖‖‖‖‖‖‖‖‖‖‖‖‖‖‖‖‖‖‖‖‖‖‖‖‖‖‖‖|

　단식 시에 필요한 것으로는 단식 전에 먹는 구충제가 있습니다. 단식을 하게 되면 영양분이 들어오지 않기에 장 속에 먹을 것이 없는 기생충들이 장 속으로 파고들어 오는 경우가 있기 때문입니다. 물론 요즘은 위생의 발달로 기생충들이 거의 없기는 하지만 만에 하나 위험할 수 있기에 구충제를 단식 전에 꼭 드시기 바랍니다.

　단식 중에 숙변제거를 위해 해야 할 것이 관장입니다. 그래서 관장기를 사용해서 관장을 하면 효과가 가장 좋은데, 번거롭기도 하거니와 해보지 않은 분들은 혼자 하기가 쉽지 않기 때문에 보통 마그밀을 사용합니다. 또 단식 시 부족한 비타민보충을 위해 감잎차가 필요하고, 염증해소 및 배변작용을 원활하게 하기 위해 필요한 것이 소금입니다. 구충제와 마그밀은 약국에서 구입이 가능합니다. 구충제는 종합구충제로 감식 시 한 알만 드시면 되고, 마그밀은 단식 시 하루 6알 정도 필요하니 한 통 사면 충분합니다. 감잎차와 소금은 인터넷으로 구입하면 되는데 우려먹는 감잎차는 하루에 티팩 2~3개 정도 필요하니 작은 것 한 통이면 됩니다. 요즘은 씹어 먹는 감잎차도 있는데 그것도 괜찮습니다. 소금은 일반정제된 소금은 절대 안 되고 천일염, 죽염, 홍염이 가능합니다. 역시 인터넷으로 구입이 가능합니다. 하루 필요한 양은 8그램 정도(티스푼 하나)이니 그것에 맞추어 준비하면 됩니다.

# 감식

## (예비단식)

단식을 하고자 하시는 분들은 그냥 밥을 먹지 않는 것이 단식 아닌가? 하고 쉽게 생각 하실 수도 있겠지만, 음식물섭취를 하루아침에 중단하고 생활을 한다는 것은 그렇게 단순한 일만은 아닙니다. 우리 몸이 전시상태로 변하기 때문이죠. 성공적인 단식을 위해서는 사전에 철저한 준비가 필요합니다.

단식이라 함은 감식부터 본단식, 보식까지 다 포함해서 얘기하는 것입니다. 그래서 감식부터 단식에 들어간다고 보시면 되겠습니다. 감식은 우리의 몸이 단식에 적응할 수 있도록 미리 준비를 하는 것이며, 성공적인 단식을 위해서 당연하게 이루어져야 하는 하나의 과정입니다.

〈감식의 방법〉

| 감식법 | 4일전 | 3일전 | 2일전 | 1일전 | 단식시작 |
|---|---|---|---|---|---|
| | 1/5줄임 | 2/5줄임 | 3/5줄임 | 4/5줄임<br>구충제 복용 | |

- 평소 식사량 기준으로 위의 표 대로 양을 줄여나가면 됩니다.


## 〈감식 시 피해야 할 것과 해야 할 것〉

- 편식, 과식을 금하고 지나치게 자극적인 음식(맵고 짜고 단 음식)을 피해야 한다.
- 술을 드셔야 하는 분은 조금씩 양을 줄여 단식 전에 완전히 끊는다.
- 육류, 어패류를 피하고 채식 위주의 식사를 한다.
- 담배, 커피, 인스턴트식품, 과자, 빵, 떡 등 간식을 삼간다.
- 감식을 생식으로 하시는 것도 좋다.
- 감식 시 식사횟수가 세 끼일 경우 두 끼로 줄인다.
- 물을 하루에 2리터 이상 꾸준히 마신다.


## 〈감식의 효과〉

- 음식에 대한 욕구가 조금씩 줄어들어 단식 시 공복감 해소.

- 감식 시 체내 정화작용으로 단식 시 노폐물이 빠르게 배출됨.
- 감식을 제대로 했을 때 질병치유 및 체질개선에 2배 이상의 효과를 볼 수 있음.

## 정신적인 준비하기

ㅣㅣㅣㅣㅣㅣㅣㅣㅣㅣㅣㅣㅣㅣㅣㅣㅣㅣㅣㅣㅣㅣㅣㅣㅣㅣㅣㅣㅣㅣㅣㅣㅣㅣㅣㅣㅣㅣㅣㅣㅣㅣㅣㅣㅣㅣㅣ

단식은 처음 시작할 때의 마음이 중요한데, '내가 정한 단식일 수를 반드시 해내겠다'는 마음이 필요합니다. 우리의 뇌(brain, 腦)는 묘한 작용을 합니다. 단식을 며칠 하겠다고 마음을 먹는 순간 미리 몸을 거기에 맞게 세팅(Setting)을 시킵니다. 단식을 오신 분들 중에 자신은 한 끼만 굶어도 손발이 벌벌 떨리고, 어지럽다고 하는 분들이 계십니다. 그런 분들이 막상 단식에 들어가면 며칠을 굶어도 전혀 그런 현상 없이 몸이 너무나 가볍고, 생각보다 힘들지 않은 것에 놀라워하기도 합니다. 이것은 단식을 하겠다는 마음의 결심을 하는 순간 뇌가 이미 몸에 만반의 준비를

단식! 한번 해 볼까?

시켜놓았기 때문입니다. 그리고 단식을 하게 되면 큰 장벽 중에 하나가 주변사람들, 특히 가족과 친구처럼 가까이에 있는 사람들입니다. 단식을 하겠다고 하면 주변에서 찬성하는 사람보다 반대하는 사람들이 훨씬 많기 때문입니다. 그래서 단식은 위험한 것이 아니라는 것을 충분히 이해시키고 단식을 하게 되면 마음이 약해져서 흔들릴 경우가 있으니, 끝까지 해낼 수 있도록 도와달라고 주변에 사람들과 약속을 해 두는 것이 좋습니다.

# 단식을 하면 안 되는 사람

단식이 탁월한 치유력을 가지고 있지만 단식을 해도 효과를 볼 수 없거나 위험한 분들이 있습니다. 아래는 단식지도자로서의 저의 경험과 전문가들에 의해 검증된 내용입니다.

- 너무 쇠약해진 분들은 할 수 없습니다. 단식은 단기간에 몸에 충격을 가하기 때문에 어느 정도 힘이 필요하기 때문입니다.
- 인슐린주사를 맞을 정도로 당뇨병이 상당히 진행된 환자, 진행성 결핵, 출혈이 심한 환자, 악성종양, 심한 정신병환

자, 심장이 약한 나이 드신 분, 악성 간염환자, 급성 맹장염환자는 단식을 할 수 없습니다.

- 그 외에 위궤양환자, 신장병환자, 간질환자 중 심한 분들은 할 수가 없습니다.

기타 의문이 생기는 것은 반드시 단식전문가들에게 조언을 구한 후 진행하시기 바랍니다.

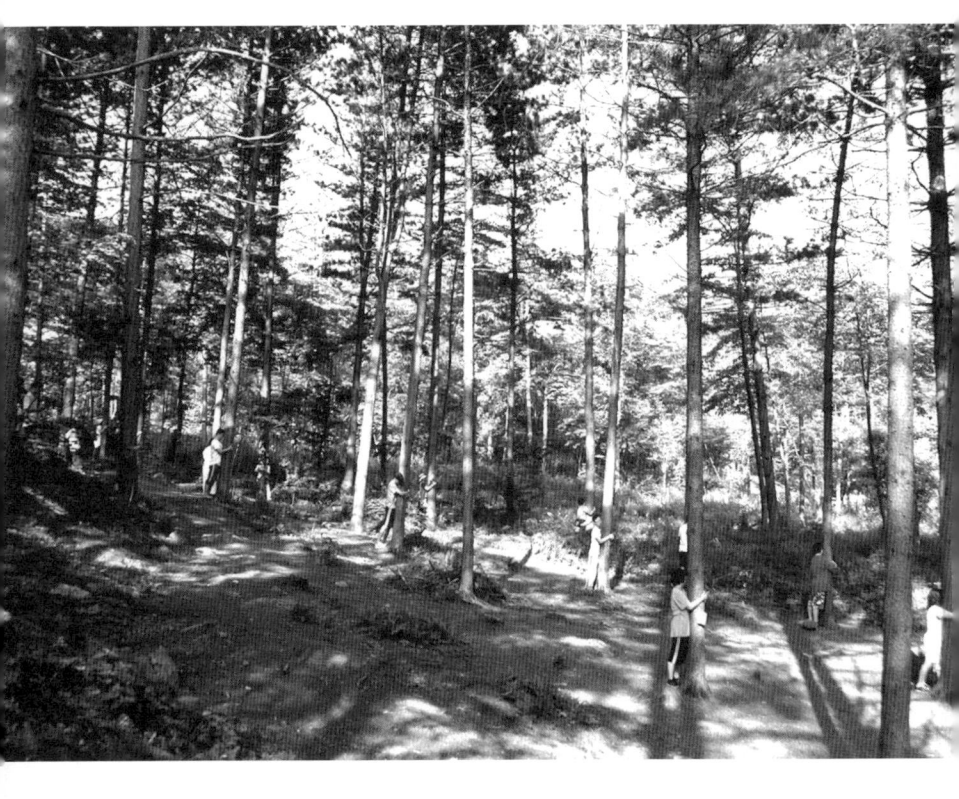

4장

# 단식 어떻게 하면 되나요?
# 한번 해 보고 싶어요

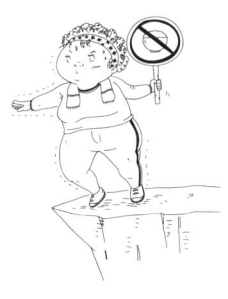

# 단식 중 해야 하는 것

|لىبلىبلىبلىبلىبلىبلىبلىبلىبلىبلىبلىبلىبلىبلىبلىبلى|

준비가 되었으면 단식을 본격적으로 시작해 보겠습니다. 단식 시에는 꼭 해야 할 것과 하지 말아야 할 것이 있으며 단식을 도 와주는 것이 있습니다. 이 부분에 대해서 알아보겠습니다.

## 1) 단식 시 꼭 먹어주어야 하는 것

단식에 대해서 잘 모르시는 분들은 단식을 할 때 아무것도 먹 지 않는다고 생각을 하시는데 단식 시 반드시 먹어주어야 하는 것 3가지가 있습니다. 바로 물과 소금, 그리고 비타민섭취를 위 한 감잎차입니다. 이 부분은 생수단식이든 변형단식이든 똑 같

단식! 한번 해 볼까?

이 적용되는 부분입니다.

〈물〉

물은 인체의 70%를 차지하고 있습니다. 그래서 물은 최고의 보약이니 물을 많이 마셔주어야 한다는 얘기를 귀가 따갑도록 들어왔을 것입니다. 그러나 그렇게 중요하다는 것을 알고는 있지만 물은 차나 커피에 밀려서 막상 우리 몸은 늘 물이 부족한 상태로 남아 있게 됩니다.

세계보건기구(WHO)에서 권장하는 하루 적정 물섭취량은 8잔(2리터)인데, 한국인의 물 섭취량은 평균 1리터에도 미치지 못하고 있습니다. 쉽게 말해서 만성탈수상태라는 얘기입니다. 그래서 몸의 균형을 맞추어주기 위해서 단식 시 물을 마시는 것은 반드시 필요합니다.

또한 물은 가장 좋은 단식보조제입니다. 단식은 여러 이유로 하게 되지만 아무리 철저한 단식이라 해도 물은 마셔야 하는데요. 이는 물이 단식 시 신체에 나타나는 이상을 미리 방지하고 단식을 오래 지속할 수 있게 돕기 때문입니다. 물론 물을 마시지 않는 단식도 있긴 합니다. 흔히 '양단식'이라고 하는데, 이 양단식은 물을 포함해 그 어떤 것도 일체 먹거나 마시지 않습니다. 양단식은 견디기 어렵다는 단점이 있긴 한데 보식이 필요 없기 때문에 하는 분들도 있습니다. 양단식은 충분한 사전지식을 쌓은 후에 해야 하고, 이 양단식 외에 모든 단식은 물을 마시면서 합니다.

몸의 물이 10%이상 부족하면 사망하게 되고, 5%만 빠져도 혼수상태에 빠지거나 헛것이 보이기도 합니다. 1~2%의 적은 양이라도 한꺼번에 빠져나가면 탈진해서 쓰러지든지 심한 갈증으로 괴롭기 때문에 물 없이 단식을 진행할 경우 불과 며칠을 버티지 못합니다. 또한 만성탈수인 사람의 경우 목마름을 계속 느끼다 보면 이것이 목마름인지 배고픔인지 혼동하게 되어 있습니다. 특히 비만인 사람들을 보면 대개 심리적인 스트레스나 피로감, 심심함, 허전함을 먹는 것으로 해결하려다 보니 살이 찌게 됩니다. 그런데 물을 많이 마시게 되면 뭔가 입으로 들어가기 때문에 심리적으로 안정되고 만족감을 얻게 되죠. 이때 물은 아주 좋은 식욕억제제 역할을 하면서 공복감을 해소하는 데 큰 도움이 됩니다.

피부는 70%의 수분과 27%의 단백질, 그리고 지방으로 구성되어 있죠. 그 중 가장 많은 부분을 차지하는 물이 부족하게 되면 피부는 촉촉함과 탄력을 잃고 쉽게 노화하게 됩니다. 그러니 물을 많이 마시는 것이 피부노화를 방지하는 지름길입니다.

또한 우리 몸은 알게 모르게 중금속에 노출되어 있기 마련입니다. 그래서 물을 많이 마셔주는 것은 우리 몸의 노폐물과 중금속을 희석해 주고 몸 밖으로 배출시키는 아주 중요한 기능을

단식! 한번 해 볼까?

합니다.

단식 시 가장 중요한 부분이 숙변제거인데 몸에 물이 없으면 변이 딱딱해져서 숙변배출이 어려워집니다. 숙변 배출을 용이하게 하기 위해서도 반드시 물을 많이 마셔야 하고, 물을 잘 마시고 단식하면 버티기도 잘할 수 있을뿐더러 나중에 회복도 쉬워집니다.

단, 물은 오염되지 않은 순수한 자연의 물이라야 가장 좋습니다. 단식 때 마시는 물은 끓인 수돗물이나 정수된 물보다 오염되지 않은 자연 그대로의 물(지하수)이 가장 좋습니다. 그러나 오염되지 않은 믿을 만한 물을 구하기 어려우니 시중에 파는 생수나 정수기물을 이용하는 게 가장 안전합니다.

또 물을 드실 때는 절대 찬물을 마셔서는 안 됩니다. 찬물을 마시게 되면 위가 자극을 받게 되어 활동을 멈추는 경우가 있습니다. 물은 약간 미지근한 물이나 상온의 물이 좋습니다. 가끔 어떤 단식원에서는 뜨거운 물로 단식을 하는 경우도 있는데 그건 그 단식원만의 노하우가 있기 때문에 가능한 일이고, 일반적으로는 미지근한 물이나 상온의 물을 사용합니다.

마시는 양은 식사를 할 때는 음식물 속에 물이 섞여 있기에 하루 2리터를 마시면 되고, 단식할 때는 따로 섭취하는 것이 없기에 하루 3리터 정도 마시는 게 좋습니다.

마시는 방법은 잠들기 전이나 아침에 일어난 뒤에는 1컵을 마십니다. 이는 잠자는 동안 몸 안에 생긴 노폐물들을 씻어 내리는 효과가 있습니다. 그리고 생활 중에는 수시로 한 모금씩 꾸준히 마시는 게 좋습니다. 한꺼번에 많이 마시면 바로 오줌으로 빠져나가서 물을 마시는 효과가 떨어집니다.

## 〈소금〉

단식 중에 반드시 먹어 주어야 할 것 두 번째가 소금입니다. 사람은 음식은 먹지 않아도 오래 버틸 수 있지만 소금과 물 없이는 며칠을 버텨내기 힘듭니다. 물만큼이나 우리 몸에 꼭 필요한 물질이 바로 소금인데, 단식 도중에 쓰러지는 것은 영양부족이라기보다 물과 소금의 부족이 주원인입니다.

인간은 소금이 없으면 살아갈 수가 없습니다. 인간의 혈액 $1\ell$ 속에는 염분이 8~9g 포함되어 있기에 하루에 최소한 그 정도 분량의 소금을 섭취해 주어야 합니다. 그런데 요즘 현대인들은 짜게 먹으면 큰일 나는 줄 알고, 소금이 유해한 식품이라고 믿고 있죠. 고혈압, 당뇨, 심장병 등과 같은 흔히 '생활습관병'으로 일컫는 질병의 주요원인으로 지목하면서 소금을 만병의 근원인 것처럼 몰아붙이는 것이 현실입니다. 또한 보건의료계, 영양학계에서는 소금을 적게 먹을수록 건강에 이롭다고 하여 소금을 기피하고 있습니다. 하지만 사실상 소금은 우리 생활에서 없어서는 안 될 영양소이기에 소금을 아예 섭취하지 않는 건 불가능

단식! 한번 해 볼까?

합니다. 그리고 저염분에 대해 많은 사람들이 이야기하고 있는데 정작 고혈압환자는 점점 늘어나고 있습니다. 이것을 전적으로 소금의 잘못이라고 보기는 어렵겠지요.

가끔 짜게 먹는 습관이 좋지 않다고 해서 나트륨을 아예 먹지 않는 분들도 있는데 나트륨은 체내에서 반드시 필요한 영양소이기 때문에 과다섭취가 아닌 적정량을 섭취해 주어야 합니다. 갑작스럽게 나트륨을 급격하게 줄이거나 섭취하지 않으면 어지럼증이 발생할 가능성이 많고 단식을 중도에 포기할 가능성도 높아집니다.

소금의 기능은 첫 번째는 몸을 따뜻하게 하는 작용을 하며 체내 혈관을 정화시키고 장의 기능을 도와서 숙변 배출을 도와줍니다. 두 번째는 몸에 염증을 제거하고 우리 몸에 절대적으로 필요한 영양소 중 하나인 미네랄을 공급하는 역할을 합니다. 세 번째는 위와 장벽에 붙은 불순물을 제거해 주고 장의 유동작용을 도와 장내 이상 발효를 방지해 줍니다.

단식 때 쓸 수 있는 소금으로는 천일염, 죽염, 그리고 홍염이 있습니다. 혈압의 문제를 일으키는 소금은 정제염이나 암염인데 이 소금들은 99%의 염화나트륨덩어리라고 할 수 있습니다. 나트륨은 혈압을 올리고 칼슘과 칼륨은 혈압을 내리는데 정제염이나 암염은 염화나트륨만 있고 칼슘이나 칼륨과 같은 미네랄은 거의 없기에 당연히 혈압이 올라갈 수밖에 없습니다. 만병의 근원이라고 해서 문제시되는 소금은 바로 이런 정제염이기 때문입니다.

그래서 이런 소금들은 단식할 때 쓸 수가 없고 반드시 각종 미네랄이 가득한 천일염이나 죽염, 홍염을 써야 합니다. 천일염은 가공하지 않은 형태이며 바닷물을 증발시켜 생산된 것으로써 320종이 넘는 미네랄을 포함하고 있습니다. 죽염은 천일염을 대나무 속에 넣어서 9번 구운 소금입니다. 유황냄새나 계란 썩은 냄새가 나는 게 특징입니다. 미네랄성분이 다량함유 되어 있어서 질병치료에 쓰이기도 합니다. 홍염은 천일염에 함초와 바다풀이 들어 있어서 미네랄이 풍부합니다. 명상단식원의 경우 예전에는 죽염을 사용했었는데 지금은 홍염을 사용하고 있습니다.

단식 시 소금의 섭취량은 약 8g정도로 작은 티스푼 하나 정도면 됩니다. 틈 날 때마다 조금씩 입에 넣고 녹여서 먹습니다. 단식을 하다 보면 의외로 소금이 잘 먹히지 않은 경우가 있는데 그때는 물과 함께 약처럼 먹어도 됩니다. 또 평소 습관이 되지 않은 분들은 단식 시 물을 마시는 것을 상당히 힘들어하는데, 이때 하루 필요한 소금의 적정량을 먹어주면 물 마시는 것이 상당히 쉬워집니다. 그리고 단식 시 소금은 배고픔을 없애주는 효과도 있습니다.

단식! 한번 해 볼까?

## 〈감잎차〉

단식 때 꼭 필요한 것이 바로 비타민C입니다. 이 비타민C는 필수영양소 중의 하나로, 동물들은 섭취한 탄수화물을 원료로 스스로 체내에서 비타민C를 합성하여 사용할 수 있으나 사람은 비타민C를 체내에서 합성할 수 없습니다. 그래서 비타민C를 보충해 주어야 합니다. 체내에 비타민C가 부족하면 모세혈관이 약해지고 인체조직 속에 쉽게 출혈이 생기며 멍이 들고 피가 나게 됩니다. 칫솔질만 해도 잇몸에 피가 나고, 잇몸이 물러지면서 치아가 흔들거리는 증상이 나타나기도 합니다. 이외에도 모든 병의 원인은 비타민C의 부족 때문이라 해도 과언이 아닐 정도로 비타민C의 결핍은 다양한 병증을 유발합니다.

반대로 비타민C는 바이러스나 세균성의 염증성 질환에 탁월한 효능을 발휘합니다. 항산화작용을 하기에 미백효과와 기미, 죽은 깨가 생기는 것을 막아주고, 피부저항력을 강화시켜주기도 하고, 콜레스테롤 수치를 떨어뜨려 동맥경화를 예방하며 고혈압을 내려주는 것으로 알려져 있습니다. 미국의 노벨화학상과 평화상을 수상한 폴링 박사는 자신의 책『비타민C와 감기』에서 '비타민C만 잘 보충해 주어도 감기에 걸리지 않는다'고 얘기합니다.

이처럼 비타민C는 몸에 꼭 필요한 필수영양소인데 특히 단식 시에는 잇몸출혈 예방을 위해 반드시 필요합니다. 비타민C는 주로 채소나 과일에 들어 있는데, 우리나라 식물 중에서 가장 많이 들어 있다고 알려진 것이 바로 감잎입니다. 이 감잎은 비타민C의 보고인데 레몬의 11배, 오렌지의 39배, 사과의 100배의 비타민C가 들어 있다고 합니다.

단식 시 시중에서 파는 정제된 비타민C는 사용할 수 없기 때문에 감잎차를 통해 섭취하는 것이 가장 효과적입니다. 이 감잎차는 흔히 티백에 든 것을 많이 쓰는데 마트에서 사시거나 인터넷으로 주문하면 됩니다.

비타민C는 60도가 넘으면 성분이 파괴되기에 감잎차를 우려낼 때는 60도 미만의 미지근한 물로 우려내어 수시로 마시면 됩니다. 비타민C는 많이 섭취해도 그냥 배출되기 때문에 인체에 전혀 해가 없습니다. 그래서 될 수 있는 대로 많이 마시는 것이 좋습니다. 또한 단식요법을 하는 중에는 하루에 생수와 감잎차를 2ℓ 이상 충분히 마셔 수분이 부족하지 않도록 합니다.

### 〈마그밀〉

그 외에 필요한 것으로 마그밀(Magmil)이 있습니다. 관장을 하시는 분들은 먹을 필요가 없지만 관장을 하지 않는 분들은 숙변 제거를 위해 필수적으로 먹어 주어야 합니다. 단식기간 중에는 몸속에 있는 유해물질이나 죽은 세포, 병에 걸린 조직 등이 연소가 되면서 노폐물들이 생깁니다. 이러한 유해한 노폐물들이 체내에서 폐와 피부, 그리고 변으로 빠져나가는데, 대변과 소변으로 가장 많은 양이 배출됩니다. 단식 중에는 음식물이 들어오지 않기에 소화시킬 것이 없다 보니 자연히 장의 연동운동이 약화됩니다. 그러다 보면 변을 보기가 어렵기 때문에 관장을 통해 유해물질을 체외로 배출해 주어야 제대로 효과를 볼 수 있습니다. 단식 중 관장을 하지 않으면 노폐물이 장 속에 남아서 몸이 무겁고 속이 메스껍고 머리가 아프고 열이 나는 증상들이 생기는데 관장을 하게 되면 거짓말처럼 이런 증상이 가라앉는 체험을 하기도 합니다.

관장은 소화기관에서 유해노폐물을 배출해 체내 정화작업을 도와주는 것이기에 단식 중에는 하루 한번이나 적어도 이틀에 한번 정도는 해 주어야 합니다. 그러나 관장은 배운 사람이 아니면 혼자 하기가 쉽지 않기에 마그밀을 사용합니다.

마그밀은 수산화마그네슘(magnesium hydroxide, 水酸化一)을 함유하는 백색의 다소 끈기가 있는 현탁액 혹은 알약인데, 장의 연동활동을 도와 체내에 정체된 숙변의 배출을 돕습니다. 그리고 소염작용도 뛰어나 장 속의 염증을 제거하고 위 속의 산을 없애는 제산제의 역할도 하는데 인체에는 전혀 해가 없다고 알려진 물질입니다.

보통의 하제(下劑)는 장이 급격하게 수축작용을 일으켜 장벽을 손상시킬 우려가 있는데 그럴 염려가 없는 것이 바로 마그밀입니다. 단식기간 중에는 음식을 먹지 않으므로, 배변활동이 약해질 수밖에 없는데 이것을 도와주기 위해 사용합니다. 현재 우리나라 시중에 나와 있는 마그밀은 대부분 알약으로 되어 있는데 자신의 몸무게 체중의 앞자리만큼 먹으면 됩니다. (예 56kg→5알)

마그밀을 먹는 횟수는 특별히 정해져 있지 않습니다. 매일 먹을 필요는 없고 수시로 필요할 때 복용하면 되는데요. 보통 단식 2~3일전부터(감식기) 단식 3일차까지는 매일 먹고 그 다음부터는 2~3일에 한 번씩 속이 불편하거나 필요하다고 느낄 때 먹으면 되는데, 단식 이후 변이 제대로 나올 때까지 드시면 됩니다. 보통 취침 전 물과 함께 먹는데, 다음날 변의 상태에 따라 1~2알 정도씩 양을 더하거나 빼가면서 조절하면 됩니다. 먹는 양이 많아서 한 번에 삼키기가 좀 부담스러우면 점심, 저녁 나눠서 먹어도 됩니다. 특히 마그밀을 먹을 때는 물을 많이 마셔야 하는데 많이 마시지 않으면 오히려 변비를 유발할 수 있으니 주의하시기 바랍니다.

1~2일 정도의 단기 단식에는 소금과 비타민 그리고 마그밀을 꼭 먹어야 하는 것은 아니지만 3일정도 넘어가는 단식에는 섭취를 제대로 해 주어야 합니다.


## 2) 단식에 도움을 주는 자연요법

무작정 굶기만 하는 것은 정말 고통스럽고 힘든 일입니다. 단식을 해 보면 하루가 얼마나 긴지 뼈저리게 느끼게 됩니다. 그리고 우리가 삼시세끼를 준비하고 먹고 정리하는데 엄청난 시간을 투자하고 있다는 것을 알게 되죠. 그 긴 시간을 무조건 견디는 것은 단식을 많이 해 본 사람에게도 쉽지 않은 일입니다. 단식은 처음 2~3일이 가장 힘듭니다. 그 시기를 지나면 적응이 되어서 힘이 약간 부족한 것 외에 크게 배고픔이 느껴지지는 않습니다. 한 끼 굶었을 때의 그 느낌과 유사합니다. 가장 참기 어려운 건 지루함입니다. 그런 지루함을 이겨내고 단식의 고통을 완화하며, 몸속의 독소를 배출하자고 하는 단식의 효과를 극대화하기 위한 것이 바로 자연요법입니다. 이 방법들은 효과가 탁월해서 단식기간뿐 아니라 일상생활 속에 활용을 해도 효과가 좋은 방법들인데, 단식 시에는 훨씬 더 큰 효과를 볼 수 있습니다.

### 〈풍욕〉

모포 한 장으로 '건강피부'를 만들 수 있는 자연요법 풍욕!

풍욕(風浴)은 피부를 통하여 공기 중의 산소와 질소를 흡수하고, 여러 가지 병의 원인이 되는 노폐물과 독소, 그리고 이산화탄소 배출을 촉진시키는 탁월한 효과가 있습니다. 암을 치료하는 암환자들에게는 자연치유학자들이 권장하는 필수적인 자연요법입니다.

우린 폐로도 숨을 쉬지만 피부로도 숨을 쉽니다. 그래서 심하게 화상 입은 환자들은 피부손상 때문에 심한 경우 죽기까지 합니다. 예를 들어 온몸의 피부를 랩으로 모두 감싸서 피부가 숨을 못 쉬게 한다면, 폐로 숨을 쉴 수 있음에도 어느 정도 시간이 지나면 사람은 사망하게 됩니다. 이처럼 피부는 제 2의 폐 역할을 하고 있기에 피부가 건강하면 감기와 같은 바이러스에도 감염되지 않는 건강체가 되므로 건강유지와 피로회복, 암 등의 치료를 위해 피부건강은 필수적인 요소입니다.

이뿐 아니라 피부는 내장과도 밀접한 연관이 있는데요. 몸속의 내장이 바깥으로 노출되어 있는 형태가 피부라고 할 수 있습니다. 그래서 내장의 건강상태는 가장 먼저 피부에 드러납니다. 몸에 맞지 않는 음식을 먹었을 때 몸에 두드러기가 난다던지, 과로하거나 피곤해서 신장기능이 떨어지면 눈 밑에 흔히 말하는 '다크서클'이 생기거나 얼굴에 뾰루지가 생기기도 합니다. 그래서 한의원에서는 그 사람의 얼굴색과 피부색을 보고 병을 진단합니다. 이처럼 우리 몸의 피부는 너무나도 중요한데, 현대인들은 옷으로 피부를 두텁게 감싸고 있어서 피부가 외기에 노출되는 시간이 별로 없습니다. 피부가 숨을 쉬면서 몸속 독소와 일산화탄소를 밖으로 내보내고 신선한 산소를 받아들여야 하는데 옷으로 몸을 꽁꽁 감싸고 있다 보니 피부가 숨을 쉬지 못해 독소가 몸에 쌓이게 되는 것입니다.

우리 옛 어른들이 하신 말씀 중에 '아이는 바람 속에서 키워라'

　　　　　　　　　　　　　　단식! 한번 해 볼까?

라는 말이 있습니다. 아이들 옷을 벗기고 밖에서 뛰어놀게 만들어 주어야 하는데 옷으로 몸을 꽁꽁 감싸고 실내에서 생활하다 보니 아이들도 고혈압, 당뇨, 그리고 아토피 같은 질환이 생기는 것입니다.

이러한 부분을 해소하기 위한 것이 바로 풍욕입니다. 방법은 옷을 모두 벗고 이불을 덮었다 벗었다 하는 것인데, 이불을 벗고 있는 순간에는 속에 있는 온갖 노폐물들을 태우는 산화작용이 일어나면서 체액이 잠시 산성으로 기울게 됩니다. 이불을 덮으면 몸이 따뜻해지면서 이산화탄소와 땀을 통해 몸속 노폐물들이 빠져나와 산화작용이 멈춥니다. 이때 체액이 알칼리로 기울게 되는 것이지요. 풍욕을 하는 동안에는 체액이 알칼리와 산성으로 왔다 갔다 하면서 자연스럽게 체액이 중화됩니다.

**풍욕하는 방법**

풍욕을 하는 시간은 약 30여분이 걸리는데, 인터넷에 '풍욕시계'라고 치면 쉽게 풍욕법이 담긴 파일을 다운 받을 수 있으니 그것을 가지고 사용하면 됩니다. 스마트폰에 저장해 놓으면 언제 어디서나 할 수 있습니다.

풍욕 전에는 창문이나 방문을 잘 열어 환기를 시킨 후, 옷을 속옷까지 완전히 벗고 담요(여름에는 얇은 수건)를 덮고 조용히 기다립니다. 그리고는 풍욕 파일에 나오는 멘트에 따라 종소리가 한 번 울리면(땡~) 담요를 벗고, 종소리가 두 번 울리면(땡땡~) 담요를 덮는 것을 반복하면 됩니다. 처음에 20초부터 시작해서 시간을 점점 늘려가면 됩니다.

풍욕을 실시할 때 이불을 벗고 있는 동안 몸 전체를 손바닥으로 구석구석 두드려 주면 독소배출이 훨씬 용이해집니다. 혹은 신체의 굳어진 곳이나 허약한 곳을 주무르거나, 보조요법을 배운 분들은 붕어운동, 모관운동, 합장·합척 운동, 등배운동 등을 하면 지루한 시간을 줄일 수 있을 뿐 아니라 좀 더 효과적입니다. 몸이 너무 약한 경우에는 누워서 해도 됩니다.

풍욕은 원칙적으로 해뜨기 전과 해가 진후에(하루 2회) 실행하나, 몸이 약한 사람이나 어린 아이들의 경우 따뜻한 정오에 시작하여 매일 30분에서 1시간씩 당겨서 점차적으로 시간에 맞추도록 합니다. 풍욕은 생각보다 많은 에너지가 소모됩니다. 건강한 사람이라면 연속적으로 두 번까지 가능하지만, 보통 한번 한 후에 30분 정도 쉰 후에 다시 시작하는 것이 좋습니다. 암 환자들은 하루 7번 정도를 권합니다. 식사 전에는 1시간의 간격을 두고, 식후에는 30분에서 40분정도의 간격을 둡니다.

풍욕 전에 몸에 물이 묻게 되면 물기가 피부를 막기 때문에 효과가 떨어집니다. 그래서 목욕 전에는 상관없지만 목욕 후에는 1시간 이상 간격을 두어야 합니다. 목욕 후 바로 풍욕을 하는 것은 아무런 효과가 없습니다.

단식! 한번 해 볼까?

풍욕은 방문을 열어 놓고 하면 좋은데, 겨울에 추울 때는 방문을 열어서 환기를 시킨 다음 창문을 닫고 풍욕을 해도 괜찮습니다. 너무 추운 곳에서 풍욕을 하는 것은 오히려 역효과를 가져오기 때문에 피합니다.

풍욕은 일단 시작하면 30일간은 절대로 쉬지 말고 지속하고, 2~3일 쉬었다가 다시 계속하는 식으로 해서 3개월 이상 하는 것이 가장 효과가 좋고, 병을 치유하고자 하는 사람은 3개월씩 계속해서 4회를 해야 합니다.

단식을 할 때 풍욕은 감식기부터 시작해서 보식이 끝날 때까지 하는 것을 기본으로 하고 이 이후에도 계속 이어가는 게 좋습니다.

일상생활 속에서도 풍욕을 생활화 하는 것은 건강에 많은 도움이 됩니다. 최근에는 단식을 하지 않고 일상생활을 유지하면서도 풍욕만으로 2주 만에 2킬로 감량효과를 본 사례가 있을 정도로 아주 뛰어난 자연요법입니다.


### 〈냉온욕〉

단식을 할 때는 몸에 노폐물들이 피부 밖으로 빠져 나오기 때문에 매일 목욕을 하는 게 좋습니다. 그런데 절대 금해야 할 것은 사우나나 열탕입니다. 현기증이 일어나 자칫 쓰러질 수가 있기 때문에 절대 금해야 하고, 온탕도 되도록 자주 하지 않는 게 좋습니다.

가장 좋은 목욕법은 냉온욕입니다. 냉온욕은 냉탕과 온탕을 각 1분씩 교대로 왔다 갔다 하면서 피부를 단련하고 노폐물을 뽑아내는 목욕법입니다. 쇠를 찬물에 담가 식혔다가, 열로 녹였다를 반복하면 쇠가 점점 단단해지듯이 우리 피부 또한 마찬가지입니다. 피부가 너무 딱딱해도 혈액순환이 되지 않아서 문제가 되고, 너무 늘어져도 힘이 없어서 문제가 됩니다. 가장 이상적 피부는 탄력이 있는 피부입니다.

동남아여인들이 한국여자들의 피부를 보고 부러워한다고들 하는데, 본인들의 피부는 좀 늘어져 있는 상태인데 한국여인들의 피부는 탄력이 있기 때문이라고 합니다. 물론 경제적 발달의 영향도 있지만 더 큰 이유가 한국에는 4계절이 있어서 피부가 단련이 되기 때문이라는 것입니다. 여름에 이완과 겨울에 긴장을 반복하다 보니 탄력이 생겼다는 것인데 상당히 일리가 있는 말입니다. 회를 좋아하는 분들의 얘기를 들어봐도 따뜻한 지방에서 고기를 잡아 회를 뜨면 살이 흐물흐물하고 씹히는 게 없어서 못 먹겠다는 말들을 하니 말입니다.

냉온욕이 바로 이 탄력의 효과를 내는 것인데요. 냉탕은 몸에 산성을 활성화하고, 온탕은 우리 몸의 알칼리를 활성화하는 데 담금질을 하면서 피부를 강화하고 우리 몸을 중성으로 만들어 줍니다. 이외에도 교감, 부교감 신경을 활성화하여 스트레스를 해소하고, 면역력 강화와 피로회복, 그리고 신경계통에도 좋은 영향을 줍니다.

### 냉온욕 하는 방법

냉온욕은 찬물에서 시작해서 찬물로 끝나는데 각 1분씩 해서 총 11번을 합니다. 냉욕 6분, 온욕 5분으로 시간은 총 11분 정도 걸리겠지요. 특히 끝날 때는 반드시 찬물로 마무리해야 모공이 닫히면서 감기기운이 들어오지 않습니다. 목욕탕에 가기 어려울 때는 집에서 샤워기로 해도 되는데, 찬물로 할 때는 온몸을 두드리면서 하고 더운물을 할 때는 온몸을 마사지하면서 하면 효과가 더 좋습니다. 냉온의 차가 심하면 효과가 더 좋은데, 혈압이 높은 분이 겨울에 너무 찬물로 하는 것은 절대 금물입니다. 단식을 할 때 냉온욕을 하고 나면 신기하게도 배고픔이 없어지고 몸이 가벼워지는 체험을 할 수 있습니다.

이 냉온욕은 고 정주영 현대그룹회장님이 매일 하시던 건강법이라고도 알려져 있는데 단식을 할 때뿐 아니라 일상에서 활용하는 것도 아주 좋습니다. 저는 목욕탕에 갈 때마다 항상 냉온욕으로 마무리를 합니다.

### 〈운동〉

단식을 할 때도 운동을 반드시 해 주어야 합니다. 운동을 해 주어야 근육의 늘어짐도 방지하고, 배고픔도 쉽게 잊을 수가 있습니다. 물론 격렬한 운동은 금물입니다. 단식은 자칫 자만하다가 다칠 수 있기 때문에 늘 조심해야 합니다.

### 첫 번째 산책

단식을 할 때 가장 쉽게 할 수 있는 것이 산책입니다. 하루 1시간 이상은 걷는 게 좋습니다. 산책을 하면서 맑은 공기를 마시는 것은 폐와 피부 속의 노폐물을 제거하는 데에 아주 효과적입니다. 특히 하루 30분 이상(여름은 10분 정도) 햇볕을 쬐는 것은 행복호르몬인 세로토닌의 분비를 촉진시켜 기분을 좋게 만들고, 우리 몸의 콜레스테롤을 비타민D로 변화시키는 작용을 합니다. 이 비타민 D는 몸의 면역시스템을 도와 혈관이나 심장병을 개선하고 세포의 노화를 방지하는 효과가 있기에 매일 햇볕을 쬐는 것은 최고의 보약이라 할 수 있습니다. 또한 햇볕을 쬐면 멜라토닌호르몬이 분비되어 숙면을 도와준다고 알려져 있습니다.

단식원지도자들이 여러 가지로 실험을 해보면 역시 움직이는 것이 체중감량에 가장 큰 효과를 발휘합니다. 단식 중에는 산책을 기본으로 하고 요가, 단전호흡, 혹은 숙변배출을 도와주는 보조요법들(장운동, 붕어운동, 등배운동, 합장·합척운동, 모관운동 등)을 해 주는 것이 좋습니다. 또한 단식 중에 배고픔을 잊게 하고 힘이 빠지는 것을 방지하며, 숙변을 제거에 도움을 주는 중요한 운동요법이 있는데 바로 장운동과 배 두드리기, 그리고 호흡법입니다.

### 두 번째 장운동, 배 두드리기, 호흡

우리 몸의 가장 건강한 상태를 일컫는 말이 있습니다. 한의학에서는 이를 수승화강(水昇火降: 수 기운은 올라가서 머리를 시원하게 하고, 화 기운은 내려와서 아랫배를 따뜻하게 한다)이라고 합니다. 쉽게 얘기하면 머리는 시원하고 아랫배는 따뜻한 상태인데, 인체에 기혈순환이 가장 잘 되는 상태를 말합니다. 이는 세상의 이치와도 일맥상통한 부분이 있습니다. 과학적으로 보면 찬 것은 밑에 있고 더운 것은 위에 있습니다. 그런데 이렇게 되면 정체가 되어서 움직임이 없죠? 찬 것이 위로 가고 더운 것이 아래로 올 때 활발하게 대류현상이 일어납니다. 우리 몸도 머리가 찰 때 찬 것의 내려오려는 성질과 아랫배가 따뜻할 때 뜨거운 것의 올라가려는 성질에 의해서 기혈순환이 원활해집니다.

인간은 동물(動物)입니다. 움직일 동(動)자를 쓰듯이 움직여야만 됩니다. 정체가 되면 썩어버리듯이 기혈순환이 안되면 몸에 이상이 오는 것입니다. 그래서 수승화강이 필요한데요. 이는 우리 생활습관 속에서도 잘 드러납니다. 우리는 한여름에도 아랫배만큼은 이불을 덮고 잡니다. 그만큼 아랫배는 따뜻해야 한다

는 것입니다. 그리고 신경을 많이 쓰면 머리에 열이 나고 지끈
지끈 아파옵니다. 그럴 때는 머리를 식히러 간다고 하죠. 아랫
배는 따뜻한 반면에 머리는 시원해야 합니다. 이 수승화강 상태
가 가장 우리 몸의 이상적인 상태라는 것입니다. 이는 몸이 아
플 때를 보면 알 수 있는데요. 예를 들어 몸살감기가 심하게 왔
을 때를 살펴보면 머리는 열이 나서 펄펄 끓고 아랫배는 싸늘한
상태가 됩니다. 이럴 때 우리 어머니들은 수건을 물에 적셔서
머리 위에 얹어주곤 하셨습니다. 그리고 수건이 더워지면 다시
물에 적셔서 머리 위에 얹는 일을 반복하다 보면 어느새 머리에
열이 내리고 다시 몸이 회복되는 것입니다. 이처럼 머리는 시원
하고 아랫배가 따뜻해야 한다는 것은 동서양을 막론하고 명의라
고 불리는 이들의 공통된 의견입니다.

머리는 차게 하고 발을 덥게 하라. 그러면 당신은 모든
의사를 비웃을 수 있다
                              -18세기 네덜란드의 명의 불하페


모든 병의 근원은 상체의 체온이 높아지고 하체의 체온이
낮아지는 상하차 즉, 냉(冷) 상태에 있다
                              -반신욕의 창시자 신도 요시하루

모든 병의 근원은 속이 찬 것

　　　　　　　-중국 한나라 말 성의 장중경


상체는 차게 하고 하체는 덥게 하라(頭寒足熱)

　　　　　　　　　　-동의보감


그러나 우리 현대인들은 80% 이상이 이것이 거꾸로 되어 있
다고 합니다. 스트레스를 많이 받다 보니 아랫배에 있어야 할
화(火)가 반대로 머리 위에 올라가 있는 것이죠. 그러다 보니 머
리는 열 받은 상태가 되어 지끈지끈 아프고, 아랫배는 싸늘해서
변비나 설사가 반복되는 것입니다. 여자 분들의 생리통도 대부
분 여기서 나오는 것입니다.

　이 아랫배가 차면 장기의 활동이 둔화되고, 그러다 보면 소화
가 제대로 안되고 숙변배출에 문제가 생깁니다. 배가 차(冷)면
소화에 문제가 생긴다고 하는 것은 동물 중에 뱀의 행동을 살펴
보면 알 수 있는데요. 뱀은 자기 몸보다 몇 배 큰 먹이를 삼키기
도 합니다. 그런데 문제는 그것을 어떻게 소화를 시키느냐 하는
것입니다. 그래서 뱀은 먹이를 먹은 다음 햇볕을 받기 위해 따뜻
한 곳으로 나옵니다. 몸을 따뜻하게 해야 장기의 활동이 활발해
지고 소화를 시키는 효소가 잘 나오기 때문이죠. 뱀들이 천적들
에게 잡힐 위험을 무릅쓰면서까지 따뜻한 바위 위나 길가로 나오

게 되는 이유입니다. 햇볕으로 피를 따뜻하게 데우지 않으면 먹이는 소화되지 못하고 부패되기에 뱀을 죽음으로 몰아갑니다.

우리 사람도 배가 차면 장이 제대로 활동을 하지 않기에 소화에도 문제가 생기고 숙변배출에 문제가 생깁니다. 그래서 단식을 할 때 찬물을 먹어서는 안 된다고 하는 것이죠. 기림산방의 김종수 소장님은 단식을 할 때 뜨거운 물을 마시게 하고 호흡을 시키는 뜨거운 물단식을 하고 있습니다. 그리고는 세상에 냉장고가 생기면서부터 사람들의 질병이 많아졌다고 합니다. 냉장고는 물건보관의 기능만 해야 하는데 음식을 차게 만드는 기능을 하니 이것이 몸속의 온도를 낮추게 되고 질병의 원인이 된다는 것이죠.

아랫배가 따뜻하면 뱃심이 생기고 힘이 생깁니다. 이것은 실제로 해 보면 알 수 있습니다. 단식 때 아랫배를 따뜻하게 하면 공복감이 없어지고 단식 때 힘이 빠지는 것을 방지할 수 있습니다. 아랫배를 따뜻하게 하고 장의 직접적인 운동을 돕는 방법이 바로 장운동과 배 두드리기, 그리고 호흡입니다.

### 장운동

장운동은 간단합니다. 아랫배를 앞으로 내밀었다가 안쪽으로 당기는 것이지요. 이것을 통해 장의 연동운동을 촉진시킵니다. 자세는 상관이 없으나 서거나 바르게 앉으면 좋습니다. 호흡이나 속도, 이런 것은 상관할 필요 없이 아랫배를 풍선처럼 내밀었다가 당기는 것입니다. 이것을 몇 번만 해 보면 금방 몸이 더워지는 것을 알 수 있습니다. 배에는 몸 전체의 1/3정도의 혈액이 몰려 있는 데 장운동을 하게 되면 이 피가 몸 전체로 순환되기 때문입니다. 빠르게 했다가 천천히 했다가를 병행하면 됩니다.

천천히 할 때는 배를 풍선처럼 최대한 내밀고 배를 당길 때는 뱃가죽이 등에 닿는 기분으로 바짝 당기면 됩니다. 장운동 개수는 많이 하면 할수록 좋습니다. 저희 단식원에서는 하루 최소 500개 이상을 권장합니다. 된장찜질을 할 때는 3,000개 이상을 하도록 합니다. 장운동을 하다 보면 배에 가스가 많은 사람들은 '구루룩' 소리가 나기도 하는데 시간이 지나면서 가스가 빠지면서 그 소리가 사라집니다. 그리고 장이 많이 굳어 있는 사람들이 몇 개만 해도 식은땀이 나고 배가 끊어질 듯 아프거나 어깨나 허리에 통증이 옵니다. 그럴 때는 잠시 쉬면서 양손을 겹쳐서 아랫배를 배꼽을 중심으로 시계방향으로 쓸어준 다음 다시 계속 하시면 됩니다. 굳어 있는 장이 풀어지고 배가 따뜻해지면 아프던 증상들이 다 사라지면서 속이 아주 편안해집니다. 손자가 배가 아프다고 하면 할머니가 사랑이 담긴 따뜻한 손으로 배를 쓸어주고 손자는 금세 아픈 것이 나아서 잠이 들죠. 이와 비슷한 이치입니다.

## 배 두드리기

배 두드리기는 손바닥으로 해도 되고, 주먹으로 해도 상관이 없습니다. 먼저 아랫배를 중점적으로 두드리고, 이후 배 전체를 배꼽을 중심으로 고루고루 두드리면 됩니다. 그러다 보면 특별히 아픈 곳이 있는데 그 부분을 집중적으로 두드리는 것이 좋습니다. 이 운동 역시 틈나는 대로 하시면 됩니다. 자세는 상관이 없습니다. 길을 가면서 하셔도 되고 두드리는 강도도 강약을 적절히 조절하시면 됩니다.

## 호흡법(단전호흡)

사람은 숨을 안 쉬고는 살수 없기 때문에 호흡이 상당히 중요한데 사람의 건강과 감정상태와 밀접한 연관이 있습니다. 흥분하면 호흡이 급하고 거칠어지고 슬픔에 빠지면 호흡이 미약해집니다. 우리말 속에 호흡에 대한 얘기가 많은데 재미있고 상당히 의미가 있습니다. 어릴 때는 누구나 아랫배로 호흡을 합니다. 이것을 '단전호흡 혹은 복식호흡'이라고 하는데 나이가 들어가면서 스트레스를 받고 몸이 굳어지면 호흡이 가슴으로 올라가는데 이를 '흉식호흡'이라고 합니다. 더 나이가 들거나 질병이 생기면 호흡이 어깨로 올라가서 '견식호흡'이라고 하죠. 더 나이가 들어서 사람이 죽기 직전에는 호흡이 목에 걸립니다. 그래서 이것을 '목숨'이라고 하고 사람이 죽을 때는 '목숨'이 끊어졌다고 합니다.

단식! 한번 해 볼까?

너무 급하게 뛰어올 때는 '숨이 턱까지 차오른다'고 하죠. 호흡은 아래로 내려갈수록 안정이 되는 것입니다. 여기서 호흡은 아랫배로 하는 복식호흡(단전호흡)을 말합니다. 장운동을 천천히 호흡과 함께 한다고 생각하시면 됩니다.

자세는 바르게 앉거나 서서, 숨을 들이마실 때 배가 풍선처럼 나오고, 숨을 내쉴 때 배가 들어갑니다. 우리가 보통 하는 호흡의 반대입니다. 대부분의 사람들은 흉식호흡(가슴호흡)을 하기 때문에 숨을 들이마실 때 배가 들어가고 내쉴 때 나오는 것입니다. 단전호흡은 이와 반대인데요, 어린아이가 잠을 잘 때 가만히 지켜보면 숨을 들이마실 때 배가 볼록 나오고 내쉴 때 배가 쏙 들어갑니다. 그 호흡을 그대로 하시면 되는데 자신의 호흡에 맞게 편안하게 하시면 됩니다. 이 호흡을 할 때는 아랫배(단전)에 주먹만 한 뜨겁고 붉은 구슬을 상상하면 더 좋습니다. 감각이 좋은 분들은 5~10분 정도면 아랫배가 따뜻해지면서 힘이 생기고 편안해지는 느낌을 느낄 수가 있습니다. 이 호흡은 장운동과 아랫배 두드리기를 한 다음 실시합니다.

장운동과 배 두들기기는 때와 장소에 상관없이 수시로 하면 되고 틈나는 대로 하면서 장을 풀어주는 게 필요합니다. 그리고 호흡법은 장운동과 배 두들기기를 한 다음 실시하면 더 효과가 좋은데요. 한번 해보면 공복감이 사라지고 피로감이나 탈력감이 많이 완화되는 효과를 볼 수 있습니다.

## 〈명상〉

우리 몸은 음식물을 소화하여 살아가는데 필요한 영양소를 만들고 에너지를 얻습니다. 그 와중에 어쩔 수 없이 노폐물들이 생기고 이에 따라 정신도 흐려질 수밖에 없습니다.

음식물을 중단하면 영양소를 만드는데 에너지가 소모되지 않고, 노폐물 발생이 되지 않기에 정신이 맑아집니다. 그래서 단식은 종교적인 수행자들이 영성을 키우기 위해 널리 해왔는데요. 명상을 잘 하기 위한 수단으로 단식을 사용했습니다. 비워지면 정신이 맑아지고 집중력이 좋아짐으로써 영성회복에 탁월한 효과가 있기 때문입니다.

수행자들이 영성회복을 위해 했던 명상이 반대로 단식에도 큰 효과를 줄 수 있습니다. 진정한 단식의 효과를 보기 위해서는 먼저 자기 내면을 보는 눈과 힘을 키워야 합니다. 마음과 육체는 수레의 양쪽 바퀴와 같습니다. 어느 한쪽도 중요하지 않은 곳이 없죠. 그런데 우리는 흔히 스포츠를 통한 육체단련의 중요성은 인식하지만 마음단련의 중요성에 대해서는 간과하는 경향이 있습니다. 몸과 마음은 둘 다 중요합니다. 마음을 단련하는 방법 중 하나가 명상인데 흔히 이 명상을 '마음의 근육을 키우는 법'이라고 부릅니다. 집중을 통해 자신의 내면을 바라보는 힘을 키운다는 의미에서죠.

몸의 체중이 느는 이유는 두 가지입니다.

단식! 한번 해 볼까?

'첫째로 많이 먹는 것, 둘째로 많이 먹은 만큼 에너지를 소비하지 않는 것.'

그렇기에 가장 먼저 해야 할 것은 적게 먹는 것입니다. 그러나 마음을 아무리 굳게 먹어도 자꾸 먹게 되죠. 그렇게 되는 이유를 잘 살펴보아야 합니다. 자꾸 먹게 되는 것은 정말 배고파서 그런 게 아니라 스트레스로 인한 허기를 먹는 것으로 채우는 것에 불과합니다. 이렇게 해결을 하려고 하면 먹으면 먹을수록 더 먹는 게 당기게 되고 이것이 비만으로 이어지는 것입니다. 이 부분을 치유하기 위해서는 근본원인인 스트레스를 해결해야 합니다. 그래서 내 안의 스트레스를 해소하고 마음의 근육을 키우기 위한 방법으로 명상을 하는 것입니다. 단식 중이나 단식 이후에 식욕을 참지 못하고 단식을 실패하거나 원위치로 돌아가는 요요현상은 바로 자신의 마음을 관리하지 못해서 일어나는 증상입니다. 사람의 뇌(腦)는 힘든 것을 싫어합니다. 힘들다는 느낌을 가지면 즉각 피하려고 하는 것이 뇌의 속성이기에 하기 싫은 것을 억지로 한다든가, 누가 시키게 되면 실패할 확률이 99%입니다. 우리의 뇌는 어떤 식으로든 스스로를 합리화하는 핑계거리를 만들어서 빠져나가기 때문입니다.

뇌의 속성 중에 묘한 게 하나 있습니다. 정말 다행스러운 것인데요. 바로 거짓과 진실을 구분하는 힘이 없다는 것입니다. 레몬을 생각하면 입에 자연스럽게 침이 고이죠. 실제로 먹지도 않았는데 말이죠. 그리고 뱀을 생각만 했는데도 몸에 소름이 끼치기도 합니다. 심지어는 상상임신이라는 게 있습니다. 임신을 간절히 원하다 보면 상상의 세계로 들어가는데 임신을 했다는 상상만으로도 배가 불러오고, 젖이 나오게 됩니다.

이런 뇌의 신비로운 면을 이용하여 뇌를 속이는 방법이 바로 명상이라 하겠습니다.

**명상의 방법**

먼저 가볍게 몸을 풀거나 장운동, 배 두드리기 등을 통해서 몸을 이완한 다음 실시하는 게 가장 좋습니다. 자세는 허리를 바로 세우고 바닥에 책상다리로 앉거나, 의자에 발을 11자로 하고 바르게 앉습니다. 그것이 너무 불편하면 등을 벽에 기대고 앉아도 괜찮습니다. 자, 우선 편안하게 호흡을 하면서 뇌파를 안정시킵니다. 누구나 원하는 게 있지만 그것을 이루지 못하는 것은 뇌의 힘을 제대로 쓰지 못하기 때문인데요. 그 이유는 바로 뇌파가 안정되어 있지 않기 때문입니다. 뇌파가 안정되어 있지 않으면 뇌는 그것을 진실로 받아들이지 않습니다.

그러니 눈을 감고 편안히 호흡을 하면서 상상을 해 봅니다. 단식 이후 보식이 잘 끝나서 자신이 원하는 몸과 마음 상태가 된 모습을 상상하는 것입니다. 여기서 중요한 것은 그렇게 되기를 원하는 것이 아니라 벌써 다 되어서 기뻐하고 행복해하는 모습

단식! 한번 해 볼까?

을 상상해야 한다는 것입니다. 무엇을 원한다는 것은 '내가 지금 부족함이 있다는 것을 인정하는 것'이기에 뇌를 속이기에는 힘이 약합니다. 완료형으로 하셔야 합니다. 이미 이루어져서 기뻐하고 행복해하는 모습을 상상하고, 감사하는 마음을 가질 때 뇌는 그것이 이루어진 것으로 착각하고 몸에 에너지를 보내게 됩니다.

명상이 잘될 때는 몸이 가벼워지고 정말로 기분이 좋아지는 특이한 경험을 할 수가 있습니다. 시간을 많이 투자하면 좋겠지만 하루 5~10분이라도 매일 빼놓지 말고 하시면 마음의 힘을 키우는 데 큰 도움이 될 것입니다.


### 〈그 외 자연요법들〉

위에 열거한 것 외에도 단식을 할 때 도움이 되는 것이 관장, 된장찜질, 25분 냉욕 등입니다. 이런 방법들은 전문단식원에서는 기본으로 실시하고 있는 것들이지만 관장이나 된장찜질은 배우지 않은 분들이 혼자서 하기에는 쉽지 않은 방법이기에 전문가의 조언을 받거나 단식원에서 경험을 해보신 후 일상생활에 활용하는 것이 좋습니다.

간단하고 쉽게 할 수 있으면서도 효과가 뛰어난 방법이 '25분 냉욕(冷浴)'입니다. 말 그대로 20도 정도의 찬물 속에 25분간 머무르는 것입니다. 혈압이 아주 높거나 쇠약해진 분이 아니면 누구나 할 수 있고 몸속 독소제거에 단시간에 큰 효과를 볼 수 있는 방법입니다. 실제로 단식을 지도하다 보면 25분 냉욕 후에 몸무게가 무려 1킬로가 빠지는 분들도 볼 수 있습니다.

냉탕에 들어가서 5분 정도 지나면 몸이 벌벌 떨리기 시작하는데 몸속에 있는 설탕과 알코올성분이 빠져 나가기 때문입니다. 평소에 단 것을 좋아하거나 술을 좋아하는 분일수록 더 많이 떨립니다. 그리고 몸속 노폐물들이 빠져나오면서 몸에서는 지독한 냄새가 나게 됩니다. 본인이 스스로 느낄 정도로 심하며 특히 입에서 냄새가 심하게 나는데 이는 몸속 노폐물이 배출된다는 증거이므로 놀랄 필요가 없습니다.

냉탕에 들어갈 때는 먼저 가볍게 샤워를 하고 냉탕에 목까지 잠길 정도로 앉은 다음 양팔로 배 전체를 감싸듯이 해 주는 것이 좋습니다. 배를 따뜻하게 보호해 주면 좀 더 쉽게 참을 수 있습니다. 너무 추위를 많이 타는 분은 온탕에서 몸을 좀 녹인 다음 실시합니다. 5분 정도 지나면 몸이 점점 떨리기 시작하는데 그때는 숨을 깊게 내쉬면서 어깨 힘을 계속 빼주는 게 견디기가 쉽습니다. 자세는 양손을 배에 얹고 눈을 감고 호흡을 아랫배로 하는 것이 좋습니다.

하나의 팁을 준다면 호흡을 하다가 아랫배에 힘을 주고 잠시 숨을 참는 것입니다. 호흡을 하다가 멈추기를 계속 반복하면 되는 데 멈추는 시간은 본인이 견딜 수 있을 만큼 참으시면 됩니다. 처음에는 짧게 하고 조금씩 늘려가되 절대 무리하지 않고 몸에 맞게 하셔야 하고, 단전호흡을 배우신 분만 하셔야 합니다. 초보자가 무리하게 하면 혈압이 높아져서 위험합니다. 하다 보면 몸의 떨림이 멈추고 추위가 사라지는 것을 체험하게 되는데, 그렇게 하면 냉욕이 훨씬 쉬워집니다.

그렇게 20분이 지나면 몸을 움직이고 쓸어주기를 5분간 하다가 온탕에 들어가면 됩니다. 온탕에서 몸을 좀 녹인 다음 냉온욕으로 마무리를 하는데 이때는 냉온욕을 11번 다 하지 않고 몸이 벌벌 떨리지 않을 정도로만 해도 됩니다. 이 냉욕은 짧은 시간에 큰 효과를 볼 수 있는데 역시 생활 속에서 활용할 수 있습니다. 그러나 약이 좋다고 남용하면 안 되듯이 효과가 좋다고 너무 자주 하는 것은 좋지 않습니다. 몸에 냉기가 들기 때문입니다.

단식 다녀가신 분 중에서 이 냉욕이 술을 깨는데 아주 좋은 것을 알게 되어서, 술만 마시면 냉욕을 하던 분이 계셨습니다. 그런데 이분이 냉욕을 너무 자주 하다가 몸에 냉기가 들어 찬물에 닿기만 해도 몸이 아픈 냉수알레르기로 고생을 많이 하셨습니다. 뭐든지 좋다고 너무 과하게 하면 오히려 몸에 이상이 올 수 있음을 늘 명심하셔야 합니다! 한 달에 한번이나 계절이 바뀔 때마다 한번 정도 해 주면 효과가 아주 탁월합니다.

단식에 도움을 주는 자연요법들은 단식원에서는 매일매일 하는 것이지만 현대인들이 일상생활을 하면서 모두 하기에는 쉽지 않습니다. 형편에 맞추어서 자신에게 잘 맞는 것을 선택해서 해 나가시기 바랍니다.

### 3) 긍정마인드

단식 중에는 정신적인 태도가 대단히 중요합니다. 부정적인 생각을 하지 않고, 외부로부터 안 좋은 영향을 받지 않도록 하는 것이 매우 중요하기에 TV나 컴퓨터, 스마트폰은 최대한 자제하는 게 좋습니다. 그리고 항상 '잘 된다', '좋아지고 있다'는 긍정적인 마인드를 가집니다.

1666년 런던에서 대화재가 일어나 유명한 세인트폴 대성당이 불에 다 타버리고 말았습니다. 이때 이 성당의 재건을 맡은 사람이 크리스토퍼 렌 경인데, 재건을 진두지휘하며 현장을 다니던 렌경이 석수들이 일하는 곳을 방문하여 우연히 돌을 다듬고 있는 한 명의 석수에게 말을 걸었습니다.

"당신은 무슨 일을 하고 있습니까?"

그러자 그 석수장이는

"먹고 살기 위해서 일을 하고 있는 거지요. 뭐 딴 게 있겠소?"

그 옆에서 일하는 또 한 사람에게 같은 질문을 했습니다. 그러자 그 사람은

"내 직업이 석수장이요. 잘하는 게 이것 밖에 없으니 이 일을

하고 있는 것이지요."

이번에는 옆에서 아주 흥겹게 일하는 사람이 있어 그 사람에게도 똑같은 질문을 했습니다.

"당신은 무얼 하고 있습니까?"

그러자 그 사람은 "보면 모르시요? 저 아름다운 성당을 내 손으로 짓고 있잖소."라고 얘기했다고 합니다.

이 이야기는 많이 알려져 있는 예화인데요. 똑같은 일을 하면서도 어떤 사람은 마지못해서 하고, 어떤 사람은 자부심을 가지고 일합니다. 누가 더 힘들 것인지는 말하지 않아도 알 것입니다.

세상에는 진리가 참 많이 있습니다. 문제는 알면서도 실천이 안 된다는 것이겠죠. '우리가 이 세상을 살아가는 데는 초등학교 정도의 교육이면 충분하다'는 말이 있습니다. 배운 것을 제대로 실천하면 되는 것이지 더 배울게 없다는 의미죠. 몰라서 못하는 게 아니라 알면서도 안 한다는 게 문제라는 것입니다.

최근 하버드대학교 심리학과 교수인 엘렌 랭어(Ellen Langer, 2015)가 쓴 책 '마음챙김(Mindfulness): 마음이 삶을 어디까지 바꿀 수 있는가'에는 하루 종일 힘든 육체노동을 하는 호텔객실 청소원들을 대상으로 한 '객실청소원 연구'라는 실험사례가 나옵니다.

"처음 그들에게 '규칙적으로 운동을 하느냐'고 물었을 때 그들은 '운동을 안 한다'고 대답했다. 그 다음에 우리는 절반의 피험자들에게 그들이 하는 일을 마치 헬스클럽에서 운동하는 것처럼 생각하라고 지시했다. 예컨대 침대보를 씌우고 침구를 정리하는 일이 헬스클럽에서 기구를 써서 근력운동을 하는 것과 같다는 식으로 말이다. 그 한 가지 외에 다른 것들은 변화시키지 않았다. 오로지 마인드세트(mindset) 하나를 바꾼 결과, 실험집단은 체중, 허리-엉덩이 비율, 체질량지수, 혈압이 줄었다. 반면 통제집단에서는 이런 신체적 변화가 나타나지 않았는데, 이 모두가 자기 일을 운동으로 여기겠다는 마음의 변화가 작용한 결과였다."

긍정적인 마음이 중요하다는 것을 모르는 사람은 아마 없을 겁니다. 그러나 알면서도 실행하지 않기 때문에 문제입니다. 단식 때도 마찬가지입니다. 가장 중요한 것이 긍정마인드입니다. 뇌에 대해 잠시 얘기했지만 뇌는 진실과 거짓을 구분하는 힘이 없습니다. 뇌를 어떻게 잘 속이느냐가 단식에 성공하느냐 실패하느냐를 판가름할 것입니다.

단식을 할 때 부정적인 생각들은 일체 버려야 합니다. '내가 과연 할 수 있을까?', '실패하면 어떡하지?', '보식이 힘들다는데 내가 끝까지 해낼 수 있을까?' 하는 의심과 '힘들다', '빨리 끝났으면 좋겠다', '아 배고프다', '이거 몸에 이상이 오는 거 아닌가? 괜히 했나?' 이런 부정적인 생각들이 뇌에 입력이 되면 뇌는 생각한 그대로 몸을 끌고 갑니다. 이것이 바로 뇌의 속성입니다. 그래서 처음부터 단식일자를 미리 정해서 뇌에 각인시키는 것이 좋은 방법이 됩니다. 그러면 뇌는 단식을 견딜 수 있도록 몸을 준비시키기 때문에, 훨씬 쉽게 견뎌낼 수가 있는 것입니다. 그런 계획 없이 무작정 하는 단식은 뇌가 몸을 준비 시키지 못한 상태에서 하는 것이기에 상당히 힘들게 됩니다.

실제로 단식을 지도하면서 미리 감식을 하지 않고 오거나, 급하게 단식을 온 분들이 그렇지 않은 분들보다 힘들어 하는 것을 상당히 많이 봐 왔습니다. 그래서 단식 시 어떤 생각을 가지고 있느냐가 성공과 실패, 그리고 단식이 힘들 것인가, 아닌 가를 결정하는 큰 요인이 됩니다.

저 역시 단식을 처음 할 때는 아무것도 모르고 시작했기에 걱정과 부정적인 생각이 끊이지 않아 상당히 힘들었습니다. 그런데 두 번째부터는 매사 긍정의 마인드로 시작을 했더니 잠깐잠깐 힘든 것 외에는 정말 놀라울 정도로 쉽게 단식을 했습니다. 몸이 어디 아파올 때는 '아! 여기가 안 좋았었는데 이제 나아지려고 하는 구나', 음식 냄새가 날 때는 숨을 깊이 들이마시면서 '아, 나는 저 음식을 이미 먹었다. 배가 부르네', 배가 고플 때는 물을 마시며 '아 배가 불러지는 구나' 등등의 긍정적인 생각을 했더니 거의 힘든 것을 못 느꼈습니다. 그때 저는 긍정적 마인드가 단식에서 얼마나 중요한지를 체험했기에 그 이후로 단식 때마다 계속 그렇게 해 오고 있습니다. 그리고 단식을 오신 분들에게도 그 노하우를 알려 주는데, 힘들다고 인상 쓰고 있거나 계속 음식타령하거나, 언제 끝나나 날짜만 꼽고 계신 분들은 예외 없이 고생을 하는 것을 봐 왔습니다.

단식 시의 지루함을 도와주기 위해서 책이나 영상을 활용하는 방법도 있는데, 그럴 때는 내용이 긍정적이고 밝은 내용의 것을 활용하셔야 합니다. 단식 때는 몸과 마음이 맑아지기 때문에 어떤 정보든 그대로 뇌에 쉽게 각인될 수가 있습니다.

단식을 할 때 긍정적이고 밝고 맑은 생각과 말과 행동이 정말 중요하다는 것을 명심하세요!

단식! 한번 해 볼까?

# 단식 중 하지 말아야 하는 것

|Ա |Ա Ա Ա Ա Ա|Ա |Ա |Ա |

## 약물

단식은 자연치유를 목적으로 하기 때문에 단식 중에 약물을 일절 금해야 하는 게 원칙입니다. 특히 단식중의 약물은 위, 간, 심장, 내장 등에 강한 자극을 주기에 부담이 되기 때문입니다. 그렇지만 매일 먹어야 하는 호르몬제라든지 끊기에 불안해서 꼭 먹어야 약물들은 먹어도 되는데 이때는 변형단식을 해야 합니다. 그리고 영양제나 비타민, 그리고 보조식품도 보식이 끝난 후에 드시면 됩니다.

**비누, 샴푸, 화장품, 치약 등**

비누, 샴푸, 화장품 같은 생활용품들은 노폐물배출에 방해가
될 뿐 아니라 가공물에 있는 화학약품이 체내에 흡수될 수도 있
습니다. 단식을 할 때는 몸이 민감해지기 때문에 평소에는 늘
쓰던 것이 문제가 될 수 있습니다.

양치를 할 때도 치약이 아닌 소금으로 양치하는 게 좋습니다.
치약의 성분은 표백제와 연마제입니다. 군대에 다녀오신 분들
은 잘 안 지워지는 것을 지울 때 치약을 많이 사용해 보셨을 겁
니다. 또 칼을 갈 때 치약으로 가는 것을 방송매체에서 방영한
적이 있습니다. 그만큼 강력한 표백과 연마작용이 있기 때문에
비워져 있는 위장에 들어가면 좋을 게 없겠죠. 그래서 아예 소
금을 사용하거나 아니면 사용하더라도 아주 소량을 사용하고 입
을 철저히 헹구어 내야 합니다. 또 양치할 때도 손으로 하거나
아주 부드러운 칫솔을 사용해야 합니다. 단식 중에는 잇몸이 약
해져 있기에 쉽게 상처가 날 수 있기 때문입니다.


**담배, 알코올, 커피**

단식을 금주와 금연의 좋은 기회로 활용하시는 분들이 많은
데, 실제로 보식까지 2~3주의 단식은 금연과 금주에 좋은 기회
입니다. 그리고 단식으로 몸이 맑아지면 탁한 것이 자연스럽게
멀어지기에 금연, 금주하기가 좋습니다.

## 면도칼 사용

피부가 약해져 있기에 쉽게 상처가 날 수 있습니다. 상처가 생기고 피가 나면 몸을 정화해야 할 에너지가 상처를 치유하는 데 쓰이게 되니 그만큼 단식의 효과가 떨어집니다.

## 인위적인 냉난방기 사용

자연적인 것이 아닌 인위적인 냉난방은 피부기능을 저해합니다. 자제하는 것이 좋고, 옷도 몸에 꽉 끼는 것은 피하는 게 좋습니다.

## 긴 대화

너무 오랫동안의 대화는 에너지 소모가 심하기에 하지 않는 게 좋습니다. 특히 근심, 걱정, 부정적 대화는 단식을 더 힘들게 합니다.

## 음식에 대한 미련

단식이 끝나면 먹어야지, 하는 생각은 보식실패의 지름길입니다. 그래서 단식 중에는 음식얘기를 하지 않는 것이 좋습니다.

## 정보의 노출

우리의 몸은 자연을 좋아합니다. 단식을 할 때는 몸이 가장 자연스럽게 변하기 때문에 문명의 이기는 최대한 피하는 것이 좋습니다. TV, 스마트폰, 컴퓨터 등은 에너지소모를 심하게 합니다. 단식 중에는 이런 것을 최대한 피하고 자연과 가까이 있는 것이 좋습니다.

# 단식 중 몸의 변화

꧁꧂

단식을 하면 우리의 몸에 여러 가지 변화가 일어나게 됩니다.

### 공복감

단식은 처음 2~3일이 가장 힘듭니다. 위장의 수축과 혈액 내 혈당의 수치감소 등에 의하여 공복감이 발생하면서 두통, 탈력감, 피로감, 몸 저림, 현기증, 배에서 나는 꼬르륵 소리 등이 따라오게 됩니다. 특히 체력이 약한 분일수록 많이 느껴지게 되며 이때는 소금과 물을 수시로 드시는 게 도움이 됩니다.

"우리 몸은 다량의 포도당과 인슐린에 길들여져 있기에 단식에 적응하려면 어느 정도 시간이 걸리지만, 이내 단식이 그리 고통스럽지 않은 순간이 온다" - 서든캘리포니아대학 장수연구소 책임자 발터 롱고 박사

공복감이 느껴질 때 자꾸 음식생각을 하면 더 힘들어지고 단식을 중도에 포기할 확률이 높아집니다. 그럴 때는 산책이나 운동으로 몸을 움직이면서 의식을 다른 곳으로 돌리는 것이 중요합니다. 3일째 정도 넘어서면 많이 완화되는 게 보통입니다.

### 체중, 체온감소, 맥박감소

단식 시 체중감소는 당연한 것이고 더불어 체온, 맥박수도 약간 내려갑니다. 단식을 할 때에는 몸속에서 자가용해가 일어나는데, 병 조직 → 지방 → 근육 → 내장기관 순으로 분해가 일어납니다. 체중이 감소됨에 따라 체온이 감소되기에 손발이 차가워지는 경우가 많습니다. 발이 시려 두꺼운 양발을 신고 있어야 할 때도 있습니다.

산책, 등산, 요가 등으로 활동을 지속적으로 해 나가면 몸은 스스로를 정화하는 힘이 강해지고 체중도 더 빨리 줄게 됩니다.

### 수면시간의 감소

혈액이 정화되고 머리가 맑아지기 때문에 잠자는 시간이 줄어듭니다. 단식 때 일어나는 당연한 증상이니 너무 걱정하지 마시

고, 책을 읽거나 가벼운 산책 등을 하시면 됩니다.

그와 반대로 졸림, 무기력증이 오는 경우도 있습니다. 단식 중에 새로운 세포의 교체로 나타나는 호전반응인데, 특히 산성 체질이 심했던 사람들에게 많이 나타나는 증상입니다. 평소에 과로가 심했거나 스트레스를 많이 받아 몸이 피로한 상태에서 제대로 쉬어주지 못했기 때문에 나타나는 증상이기에 충분한 휴식을 취해주면 됩니다.

### 입 냄새와 설태(舌苔)의 발생

평소 술, 담배를 많이 하거나 위장이 나쁜 사람, 그리고 몸에 병이 있는 사람들이 유독 입 냄새가 심합니다. 그만큼 태워내야 할 게 많다는 얘기겠지요. 단식을 하다 보면 혀에 설태가 끼는데 위의 독소, 노폐물이 표현된 것으로 식욕억제의 효과가 있으니 긁어내지 않도록 합니다.

이 증상은 소금물이나 맑은 물로 자주 헹구어주면 자연히 없어집니다.

### 대·소변의 변화

노폐물이 배설되는 과정이기 때문에 소변의 색이 평소와 다릅니다. 농도도 진하고 색깔 또한 진노랑이나 검붉은 색을 띕니다. 때론 거품이 일기도 하는데 단식 중에 몸이 정화되는 과정이니 염려하지 않으셔도 됩니다. 시간이 지나면서 맑은 소변이 나옵니다.

대변도 평소와 다르게 검정색이나 진녹색을 띄는 경우가 있습니다. 숙변이 나오는 것입니다. 숙변의 형태는 사람에 따라서 다른데 염소똥 혹은 갈색낙엽처럼 나오기도 하고 설사로 나오기도 합니다. 공통적으로는 냄새가 고약하고 기름기가 있어 변기에 붙어서 잘 내려가지 않습니다. 숙변이 빠져 나오면 몸이 아주 가벼워지고 속이 편안해지는 것을 느낄 수 있습니다.

### 피부 발진, 가려움

변비가 심한 사람이나 평소에 인스턴트식품을 과다하게 섭취한 사람, 또는 아토피피부염을 앓고 있는 사람들에게 자주 일어납니다. 절대 긁어서는 안 됩니다. 그럴 때에는 맑은 물이나 깨끗한 소금물로 마사지하듯 씻어 주면 효과가 있고, 풍욕, 냉온욕을 하다 보면 자연스럽게 사라집니다.

### 때가 아닌 월경이나 하혈

생리기간이 아닌데도 월경이 오고 평소보다 양도 많고 냄새도 고약하며 색이 검기도 합니다. 자궁 내 노폐물을 체외로 배출시키는 정화과정에서 나타나는 현상이니 걱정하지 않으셔도 됩니다. 그 외에도 폐경이 되었다고 생각하던 사람이 월경을 다시

단식! 한번 해 볼까?

하는 수도 있고, 평소 생리가 없던 사람이 생리가 생기기도 하며, 불임증이 치료되어 임신이 되는 경우도 있습니다.

### 구토와 메스꺼움

단식 중에 메스껍거나 구토가 일어나기도 하는데 그 원인은 다양합니다. 위의 염증이 있거나 심한 변비로 장에 숙변이 정체되어 있는 경우, 평소에 육식이나 인스턴트식품을 많이 섭취한 경우 혹은 장 유착이 된 경우입니다.

구토가 나오면 참지 말고 구토를 하면 됩니다. 그러다 보면 먹은 게 없으니 물만 나오다가 나중에는 노란 물이 나오고, 심한 분들은 검은 물까지 나오기도 합니다. 이것을 다 토해 냈을 때 몸의 변화가 옵니다. 그리고 나면 꼼짝도 못하고 있다가 언제 그랬느냐는 듯이 펄펄 날아다니기도 합니다.

많이 힘들 때는 된장찜질이나 복부마사지를 받으면 좋습니다.

### 명현반응(冥顯反應)

단식을 하다 보면 예전에 아팠던 부분이 다시 아파오는 경우도 있고 전혀 예상하지 못했던 부분에 이상이 오는 수가 있습니다. 이를 자연요법에서는 '명현반응 또는 호전반응'이라고도 하는데, 신체적 이상을 극복하는 과정에서 일시적으로 심해지는 현상을 말합니다. 일시적으로 심해졌다가 일정한 시간이 지나면 자연히 소멸되기에 걱정할 필요가 없습니다. 단식의 성공적인 효과를 위해서는 긍정적인 생각이 중요합니다.

### 그 밖의 다양한 반응들

- 후각이 아주 민감해지기 때문에 그동안 맡지 못했던 냄새를 맡기도 합니다. 저는 단식을 할 때마다 등산을 하는데, 등산을 할 때 사람들의 몸에서 나는 냄새 때문에 고역을 치를 때가 있습니다. 특히 술 많이 드시는 남자 분들이 헉헉 대면서 산을 올라왔을 때는 그 냄새가 아주 심합니다. 저도 평소에는 느끼지 못하지만 단식을 하게 되면 몸이 맑아진 만큼 후각이 예민해지기 때문에 그리 되는 것이지요. 저 같은 경우는 단식을 짧게 했을 경우보다 장기로 했을 경우 더 잘 느껴지기도 합니다.
- 감정기복이 심해져서 금방 좋았다가 슬퍼지기도 하고 작은 것에 심한 상처를 받기도 합니다. 그래서 단식 때는 감정에 자극을 줄 수 있는 것을 최대한 피해야 합니다.

단식원에 오면 친한 사람이나 가족들이 한방을 쓰지 못하게 하는데요. 처음에는 괜찮다가 시간이 지날수록 감정이 격해져서 서로 싸움이 일어나는 경우가 많기 때문입니다. 가까운 사람에게 쉽게 감정표현을 하다 보니 일어나는 증상입니다.

- 심장이나 신장이 기능이 좋지 못한 사람은 얼굴이나 다리가 부을 수 있습니다.
- 현기증이 날 수 있으니 움직일 때는 항상 주의를 기울여야 합니다. 앉거나 일어설 때 특히 주의를 해야 하는데, 자칫 쓰러져 다칠 수가 있기 때문입니다. 어지러울 때는 바로 자세를 낮추어야 합니다.
- 입 안이 쓰거나 텁텁해집니다. 특히 자고 일어났을 때가 심한데 소금물로 자꾸 헹구어내면 됩니다.
- 머리에 열이 나고 아프거나 어깨와 허리가 아파오는 경우가 있습니다. 몸에 쌓인 독소 많을수록 심한데 단식이 진행되는 와중에 사라지거나 보식 때 사라지기도 합니다.
- 체중감소와 함께 체온도 떨어지기 때문에 으슬으슬 춥고 한기가 들기도 합니다. 때로는 식은땀이 나기도 합니다.

단식을 할 때는 여러 가지 증상이 나타납니다. 당연한 증상이긴 한데 같은 증상이 너무 오래 지속되거나 불안하게 여겨지면 전문가의 도움이나 조언을 구하는 것이 좋습니다.

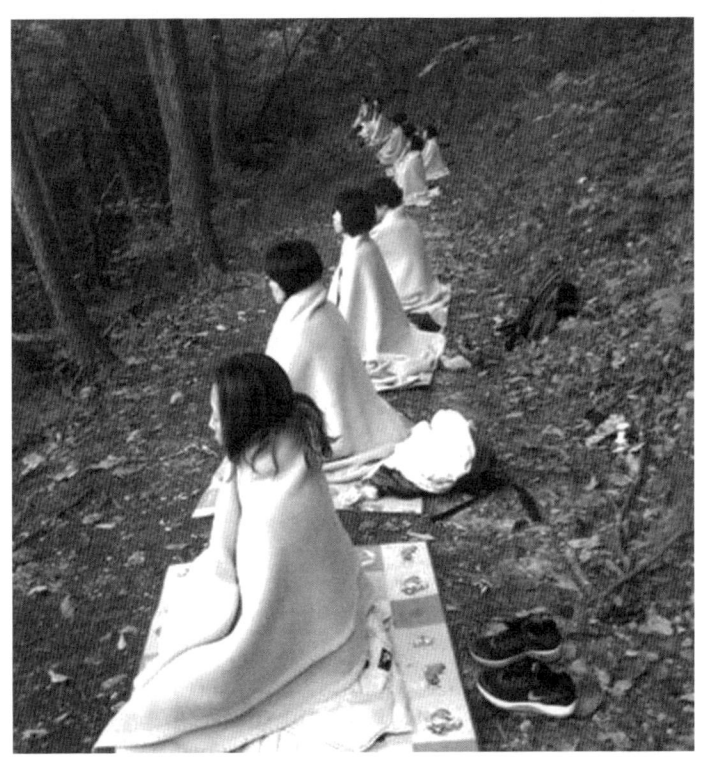

풍욕하는 장면

# 5장

# 단식보다 중요한 게
# 보식(회복식)이라던데요?

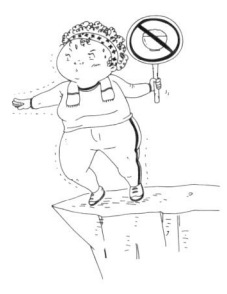

# 보식(회복식)의 중요성

‖‖‖‖‖‖‖‖‖‖‖‖‖‖‖‖‖‖‖‖‖‖‖‖‖‖‖‖‖‖‖‖‖‖‖‖‖‖‖‖‖‖‖‖‖‖‖‖‖‖‖

단식을 해 본 사람만이 음식의 참맛을 느낄 수가 있습니다. 단식을 끝내고 처음으로 접하는 미음의 맛은 체험해 보지 않은 사람은 알 수가 없습니다.

보식은 본 단식을 마치고 음식을 먹기 시작하여 정상식으로 회복하는 과정입니다. 단식의 효과는 이 보식을 어떻게 하느냐에 따라 좌우되기 때문에 본 단식보다 오히려 더 중요한 시기입니다.

보식 시에 왕성한 식욕을 이겨내지 못해 자기도 모르는 사이에 과식을 하게 되면 힘겹게 단식한 보람이 사라지게 되죠. 흔

단식! 한번 해 볼까?

히들 본 단식은 긴장 속에서 하기 때문에 잘 해내는데, 오히려 보식기에 들어와서 고비를 넘긴 것으로 착각하다 보니 긴장이 풀려 과식을 해버리는 경우가 많습니다. 그래서 요요현상이 일어나는데, 이 보식을 할 때가 바로 자기와의 싸움이 본격적으로 시작되는 기간이라 볼 수 있겠습니다.

중요한 것은 방심해서는 안 된다는 것입니다. 이 정도는 괜찮겠지? 한 숟가락만 더 먹는데 뭔 일이야 있겠어? 하는 순간의 방심이 공든 탑을 무너지게 만듭니다. 그래서 단식을 경험한 많은 분들이 오히려 보식이 더 힘들다는 말들을 하는데, 보식 때 철저하게 자신과 약속을 지키겠다는 각오가 필요합니다. 이 보식까지만 잘 지키면 몸이 웬만큼 적응을 하기 때문에 내가 원하는 대로 조절이 가능한데, 이 시기를 자신과 타협해 버리면 다시 원위치로 돌아가 버려 단식을 안 한 것만 못하게 됩니다.

한 그루의 나무를 심으면 스스로 힘이 생길 때까지 참고 기다려야 합니다. 빨리 자라라고 재촉하면서 나무에 자극을 주거나 필요이상의 비료와 물을 준다면 그 나무는 오히려 말라 죽고 말 것입니다. 이처럼 보식이야말로 단식 성패의 관건임을 명심하고 절대 서두르지 말아야 합니다.

아래는 많은 단식생들을 지도해 본 경험을 통해 만든 본단식을 끝내신 분들에게 가장 적합한 보식방법과 식단입니다. 참고하셔서 보식을 성공하고 원하는 바를 이루어 가기를 바랍니다.

## 보식기간

‖‖‖‖‖‖‖‖‖‖‖‖‖‖‖‖‖‖‖‖‖‖‖‖‖‖‖‖‖‖‖‖‖‖‖‖‖‖‖‖‖‖‖‖

　보식기간 중에 욕망과 타협하지 않고, 정해진 양만을 먹으면 자신도 놀랄 정도로 몸과 마음의 상쾌함을 느낍니다.

　'내가 내 자신을 얼마나 사랑하고 있는지는 보식을 어떻게 하느냐를 보면 알 수 있다.'는 말이 있습니다. 그렇다고 너무 걱정할 필요는 없습니다. 워낙 보식을 강조하다 보니 가끔 단식생들 중에 너무나 보식에 대해 고민하는 분들이 있는데요. 중요함을 강조하기 위한 것이지 마음만 먹으면 충분히 해낼 수 있습니다. 힘들게 먹을 것의 유혹을 뿌리쳐야 한다는 생각보다는 음식의 참맛을 느껴보고, 식습관을 바꿀 수 있는 소중한 시간으로 여기고 편안히 임하시면 됩니다.

본단식을 무엇으로 했느냐에 따라 보식일수는 차이가 납니다. 본단식을 생수로 했을 경우 보식은 본단식의 4배수만큼을 하고, 변형단식은 본단식일수만큼 보식을 진행합니다.

생수단식의 보식은 편의에 따라 3단계(1~3보식)로 나누어서 구분합니다.

### 제 1보식

본단식일수만큼 하는 것으로, 영양가보다는 소화가 얼마나 잘 되느냐가 중요합니다. 꼭꼭 씹는 것과 소식이 중요하기 때문에 밥은 50회 이상, 국물종류는 30번 이상 씹는 것이 좋습니다. 숭늉, 동치미, 끓인 밥, 선식, 생식, 호박죽(설탕은 넣지 않음)등 물이 첨가된 음식은 모두 가능합니다.

### 제 2보식

본단식일수만큼 진행합니다. 채소나 나물, 과일 등을 먹을 수 있는 시기입니다. (볶음류는 올리브유를 사용하는 것이 좋습니다) 밥의 양을 줄이고 단백질이나 채소로 양을 맞추는 것이 효과적입니다.

비누, 면도, 화장, 양치, 샴푸가 가능하고, 간식으로 떡(인절미, 시루떡)을 먹을 수 있고, 차 종류를 먹을 수 있는 시기입니다.

## 제 3보식

본단식의 두 배만큼 진행합니다. 생선류의 섭취가 가능한 시
기입니다. 채소의 양이 많아지면 밥의 양을 줄이고 평소 식사량
의 50%까지 가능합니다.

단식! 한번 해 볼까?

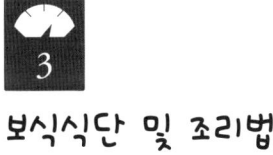

# 보식식단 및 조리법

생수단식 보식식단표 예시 (본단식 4일 기준, 1일 2식)

| 1보식 | 아침 | 점심, 저녁 동일 | 생식(점심, 저녁) |
|---|---|---|---|
| 1일 | | 미음이나 맑은 죽 | 각 1/2포 |
| 2일 | | 현미밥 1/3공기<br>동치미나 주스 | 각 1/2포 |
| 3일 | | 현미밥 1/3공기<br>우거지 된장국 | 각 1/2포 |
| 4일 | | 현미밥 1/3공기, 된장국<br>찐 양배추/생된장 | 각 1/2포 |

| 2보식 | 아침 | 점심, 저녁 동일 | 생식(점심, 저녁) |
|---|---|---|---|
| 1일 | 주스나<br>효소 한잔 | 현미밥 반 공기, 두부 두 쪽,<br>된장국, 생된장, 생멸치, 채소 | 각 1포 |
| 2일 | 주스나<br>효소 한잔 | 현미밥 반 공기, 두부 두 쪽,<br>생된장, 된장국, 생멸치,<br>파프리카, 당근 | 각 1포 |
| 3일 | 주스나<br>효소 한잔 | 현미밥 반 공기, 두부 두 쪽,<br>물미역, 미역국, 생된장,<br>잔멸치볶음, 순무, 딸기 2개 | 각 1포 |
| 4일 | 주스나<br>효소 한잔 | 현미밥 반 공기, 멸치,<br>파프리카, 미역국,<br>생된장, 브로콜리, 과일 | 각 1포 |

| 3보식 | 아침 | 점심, 저녁 동일 | 생식(점심, 저녁) |
|---|---|---|---|
| 1일 | 주스나<br>효소 한잔 | 현미밥 2/3공기, 국, 풋고추<br>멸치볶음, 야채샐러드 | 각 1포 반 |
| 2일 | 주스나<br>효소 한잔 | 현미밥 2/3공기, 국,<br>삼치 1/5토막,<br>시금치 무침, 순무, 당근, 딸기 | 각 1포 반 |
| 3일 | 주스나<br>효소 한잔 | 현미밥 2/3공기, 국,<br>두부김치, 채소, 과일 | 각 1포 반 |
| 4일 | 주스나<br>효소 한잔 | 현미밥 2/3공기, 국, 무생채,<br>부추전, 채소, 과일 | 각 1포 반 |

| | | | |
|---|---|---|---|
| 5일 | 주스나<br>효소 한잔 | 현미밥 2/3공기, 국,<br>김치, 채소, 과일, 삼치 반 토막 | 각 1포 반 |
| 6일 | 주스나<br>효소 한잔 | 현미밥 2/3공기, 국,<br>뱅어포구이,<br>김치, 채소, 과일 | 각 1포 반 |
| 7일 | 주스나<br>효소 한잔 | 현미밥 2/3공기, 국,<br>계란말이, 김치, 채소, 과일 | 각 1포 반 |
| 8일 | 주스나<br>효소 한잔 | 현미밥 2/3공기, 국, 생선,<br>김치, 채소, 과일 | 각 1포 반 |
| 식이요법<br>10일 | • 1일 2식 권장<br>• 보통식의 80% 또는 생식 2포<br>• 육류, 유지방, 인스턴트를 제외한 평소 때 드시는 음식 가능<br>• 맵고 짜지 않게 드심<br>• 씻은 김치, 생선은 구워먹는 것이 좋음<br>• 과식 금지 | | |

• 공기는 작은 밥공기(동동주잔 정도), 생식은 평소 1식 2포의 양을 기준


- 배가 고파 허기를 참기 힘들다면 꿀차를 연하게 타서 마셔도 되는데, 단 꼭꼭 씹어 천천히 드셔야 합니다. 뭐든지, 심지어 물도 꼭꼭 씹어서 먹는 것을 생활화하시면 좋습니다.
- 생채소는 2보식부터 가능하고, 채소와 과일은 제철식품으로 바꾸어도 됩니다. 생김, 두부, 도토리묵도 가능합니다. (단, 양은 제한된 범위 내에서)
- 상추, 물미역, 배추, 미나리, 양배추, 콩나물, 토마토, 오

이, 당근, 파프리카, 풋고추 등 각종 계절채소류 〈예시 : 오이 손가락 크기 3토막, 상추 3장, 배추 3장〉

- 채소는 생된장에 찍어 먹는 것이 좋으며 향이 너무 짙은 채소는 삼가는 것이 좋습니다.
- 질병치유와 다이어트가 목적인 경우 식사량을 늘리지 않습니다.
- 체중감량이 목적이 아닌 분들은 2보식부터 간식으로 효소 한잔이나 주스 1컵 가능합니다. 또는 감자 150g이나 인절미, 흰떡 시루떡 50g 정도 먹을 수 있습니다. (간식이란 아침과 점심 사이나 점심과 저녁 사이 한번을 얘기합니다)

- 나물무침 종류는 3보식부터 가능합니다.
- 김치는 3보식부터 가능한데 전날 물에 담가서 짠 기와 매운 맛을 빼고 먹습니다. 최소 반나절 이상 물에 담가두어야 짠 기와 매운 기가 빠집니다.
- 단백질 섭취는 두부와 생선으로 하고, 탄수화물과 염분의 섭취는 최대한 줄이고 채소의 양을 늘립니다.
- 보식 때 가장 좋지 않은 것은 과식입니다. (오히려 조금씩 자주 먹는 게 낫습니다)

## 변형단식 보식식단표 예시 (본단식 6일 기준, 1일 2식)

| 보식일수 | 아침 | 변형단식 보식 (점심, 저녁) | 생식 보식 (점심, 저녁) |
|---|---|---|---|
| 1일 | 주스나 효소 한잔 | 묽은 죽140g | 각1포 |
| 2일 | 주스나 효소 한잔 | 잡곡밥 1/3공기 동치미나 된장국 (국물만 180g) | 각1포 |
| 3일 | 주스나 효소 한잔 | 잡곡밥 1/3공기 맑은국(건더기 가능) 180g -된장국 or 콩나물국 or 미역국 | 각1포 |
| 4일 | 주스나 효소 한잔 | 잡곡밥 2/3공기, 맑은국 180g 찐양배추(생된장에 찍어서) 5장 | 각 1포 반 |
| 5일 | 주스나 효소 한잔 | 잡곡밥 2/3공기, 맑은국 180g 각종채소 9장, 과일 or 두부, 씻은 김치 | 각 1포 반 |
| 6일 | 주스나 효소 한잔 | 잡곡밥 2/3공기, 맑은국 180g 각종채소 9장, 과일 or 두부, 발효반찬 위주 | 각 1포 반 |
| 식이요법 10일 | • 1일 2식 권장<br>• 보통식의 80% 또는 생식 2포<br>• 육류, 유지방, 인스턴트를 제외한 평소 때 드시는 음식 가능<br>• 맵고 짜지 않게 드심<br>• 씻은 김치, 생선은 구워먹는 것이 좋음<br>• 과식 금지<br>• 식이요법 시 카레와 된장 등 발효시킨 반찬이 좋습니다. | | |

## 보식식단 조리법

- 미음 : 가루를 내는 것보다 직접 쌀을 물에 담가 놓았다가 1시간 정도 끓여서 만든 국물이 좋습니다.
- 된죽 : 걸쭉하게 밥알이 보일 때까지 끓여서 먹으면 되는데, 너무 뻑뻑하게는 하지 않습니다.
- 국 : 보식 때 드시는 국은 주로 된장국으로 드시는 것이 좋은데 발효식품이라 소화도 잘 되고 여러모로 이로운 점이 많습니다. 된장국은 재래식 된장과 식물성 재료를 이용해서 아주 싱겁게 끓입니다. (건표고+다시마로 국물을 만들고 감자, 배추, 버섯 등을 넣습니다)

식생활의 변화를 주고 싶거나 다른 국을 드시고 싶을 경우에는 미역국(고기는 넣지 않고), 무우국, 배추국, 콩나물국 등을 맑게 끓입니다. 건더기는 꼭꼭 씹어서 드시기 바랍니다.
국 대신으로 주스 한 컵이나 동치미 180g을 드셔도 됩니다.

- 주스는 시중에 파는 것은 첨가물이 들어 있기에, 100% 천연을 사용하거나 직접 짜서 하는 것이 좋습니다. (주스는 제철 과일 위주로)
- 현미밥 : 현미는 소화가 잘 되지 않기에 백미와 현미 비율은 7:3정도로 합니다.

현미밥은 꼭꼭 씹어서 먹습니다. 꼭꼭 씹는 것과 소식이 보식 성공의 지름길입니다.

- 보식 때 소금을 넣어 간을 맞추면 식욕을 돋게 하기 때문에 소금을 최소화하고 필요한 소금은 따로 섭취하는 것이 좋습니다.

- 반찬은 나물류 위주로 드시는 것이 좋고, 튀기거나 볶는 요리방법은 사용하지 않는 것이 좋습니다.

- 조미료나 맵고 짠 양념은 장기에 자극을 주기에 사용하시면 안 됩니다. 특히 조미료는 자연치유력을 감소시킬 뿐만 아니라 식욕을 유발시키기 때문에 보식이 실패할 확률이 높아집니다. 조미료나 자극적인 양념은 늦게 드실수록 좋습니다.

### 생식식사법

생식은 불을 대지 않은 살아 있는 음식으로 각종 미네랄과 비타민이 살아있기 때문에 우리 몸에 필요한 영양소를 완벽하게 공급해 줍니다. 특히 식사를 챙기기가 어려운 직장인들이 보식으로 간편하게 활용할 수 있고 다이어트가 목적인 분들은 식사조절과 체중조절이 용이합니다.

생식을 물에 타서 먹어도 되고, 꿀물이나 효소에 타 먹어도 됩니다. (2보식부터는 두유에 타먹는 것도 가능) 어떤 분들은 그냥 가루째로 100번 이상 꼭꼭 씹어서 드시기도 합니다. 자신의 취향에 맞는 방법을 선택하시면 됩니다.

생식은 영양소가 풍부한데다 먹기가 쉽고 간편하기에 체질개선을 위한 식이요법으로 일상생활 중에서 활용해도 좋습니다. 생식만으로는 힘든 분들은 일반식사와 생식을 교대로 해도 좋습니다.

## 보식 시 주의사항

|ılıılıılıılıılıılıılıılıılıılıılıılıılıılıılıılıılıılıılıılıılıılıılıılıılıı|

### 보식 시 해서는 안 되는 것

- 단식을 계기로 술과 담배, 약물을 끊습니다.
- 보식 동안에는 무리한 운동이나 성생활을 하지 않습니다.
- 목욕은 냉온수욕으로 하고 장시간 온욕, 사우나는 피합니다.
- 육류는 피하고 채식과 잡곡식으로 준비해서 많이 씹는 식사를 생활화합니다.
- 간식은 삼가고 식욕이 없을 때는 먹지 않는 것이 중요합니다.
- 병원치료, 약물치료는 보식이 끝날 때까지 자제합니다.

**보식 시의 특이반응**

단식 시 위가 어린아이의 위처럼 연약해져 있고, 아주 작아지기 때문에 조금 먹은 미음만으로도 포만감을 느낍니다. 그러다 보니 보식을 할 때 아래와 같은 반응이 올 수 있습니다. 이는 비어 있는 위 속에 음식이 들어올 때 위액이 분비되면서 나타나는 극히 정상적인 반응이므로 걱정 말고 보식에 충실하시면 됩니다.

- 단식 중에 상쾌하던 몸이 보식 후 오히려 나른해진다.
- 식후 2-3일이 지나도 위가 부담스럽고 소화도 잘 안되고, 식욕도 없다.
- 속이 쓰린 느낌이 든다.
- 몸의 곳곳에서 통증이 느껴진다.

단식 시 질병치유에만 쓰이던 에너지가 보식을 함으로써 소화시키는 데 쓰이기 때문에 나른한 느낌이 들기도 합니다. 시간에 따라 그 증상은 자연소멸되기 때문에 이때는 가벼운 운동이나 산책이 좋습니다.

**보식의 효과를 이어가는 법**

단식은 단식자체의 효과보다 그것이 생활 속으로 이어질 때 더 큰 의미가 있습니다. 보식까지 성공적으로 마쳤다 하더라

단식! 한번 해 볼까?

도 그 후 과식은 단식의 효과를 감하게 됩니다. 보식 후 식이 요법으로 관리하면 체질개선에 효과적이고, 단식의 효과를 오래 지속할 수 있습니다.

• 보통식의 80%의 식사를 합니다.

장의 흡수능력이 향상되어 소모되는 에너지보다 많은 양은 바로 바로 저장하여 요요현상을 일으킬 우려가 있기 때문에 위장의 8할만 채우고, 50번 이상 꼭꼭 씹어 먹는 것이 좋습니다.

(소식과 다작의 생활화, 과식이 몸에 가장 나쁨)

• 식단은 채식 위주로 합니다.

육식을 즐기는 서양인과 달리 동양인들의 몸은 채식에 익숙해 있습니다. 음식물을 씹는 이빨의 구조도 채식에 적합하게 되어 있고, 특히 동양인들은 장의 길이가 서양인들에 비해 좀 더 길다고 알려져 있습니다. 서양인들은 장의 길이가 짧기에 소화 시 독소배출이 많은 육식을 해도 장 속에 머물러 있는 기간이 짧아서 크게 문제가 되지 않지만 채식에 익숙해 있는 동양인들은 장의 길이가 길어서 독소배출이 많은 육식을 했을 경우 상대적으로 장에 머물러 있는 시간이 길어서 질병이 생길 확률이 더 높아진다는 것입니다.

물론 육식을 전혀 하지 않는 것이 옳다고 하는 것은 아니지만 요즘 우리의 경제상황과 식습관을 보면 육류를 너무 과하게 섭취하기 때문에 문제가 된다는 것입니다. 요즘은 어딜 가나 고기집이 넘치고, 육류가 아예 포함되어 나오는 음식이 많기 때문에 따로 챙겨 먹지 않아도 저절로 먹게 되는 경우가 많습니다. 그래서 군이 육류를 찾아서 먹지 않아도 되기 때문에 최대한 채식위주의 건강식단을 준비하는 것이 필요합니다.

• 발효위주의 음식이 좋고, 유제품을 삼갑니다.
엄마 젖을 소화하는 효소는 2~3살까지만 분비되고, 유제품 속에 있는 유당을 소화하는 효소 락타아제는 7살까지 분비됩니다. 대부분의 어른들에게는 분비되지 않기에 유제품은 소화에 장애를 줍니다.

• 체질을 산성화해서 면역력을 떨어뜨리는 식품을 피합니다.
흰쌀밥, 흰설탕, 흰소금, 흰밀가루, 흰화학조미료, 흰두부, 흰우유 등 흰 글자가 들어간 음식들은 체질을 산성화시키고, 고혈압, 위장병, 당뇨 등 성인병과 면역력 저하, 인내력 저하, 노이로제를 유발합니다.

• 하루 2리터 이상의 생수를 마시고 장운동을 계속합니다.
성인의 하루 필요수분은 3리터입니다. 다만 음식물 속에 물

단식! 한번 해 볼까?

이 포함되어 있기 때문에 이를 제외하고 하루 2리터정도 마십니다.

- 허기가 질 때는 따뜻한 물이나 감잎차를 마시고 가볍게 운동을 합니다.

- 혹시 과식을 했을 때는 1끼 단식 혹은 1일 단식을 하고 다시 보식을 시작합니다.

보식을 할 때는 항상 오래 씹고 즐기는 기분으로 식사를 하셔야 합니다. 급한 마음에 서둘러 빨리 체력을 회복하려 하면 반드시 실패하게 됩니다. 조급함 마음을 버리고 서서히 해나간다는 마음으로 식사량을 소식으로 유지해야 합니다.

"한 숟가락만 더! 이것쯤이야 괜찮겠지!"하는 그 마음이 보식 실패의 가장 큰 원인입니다.

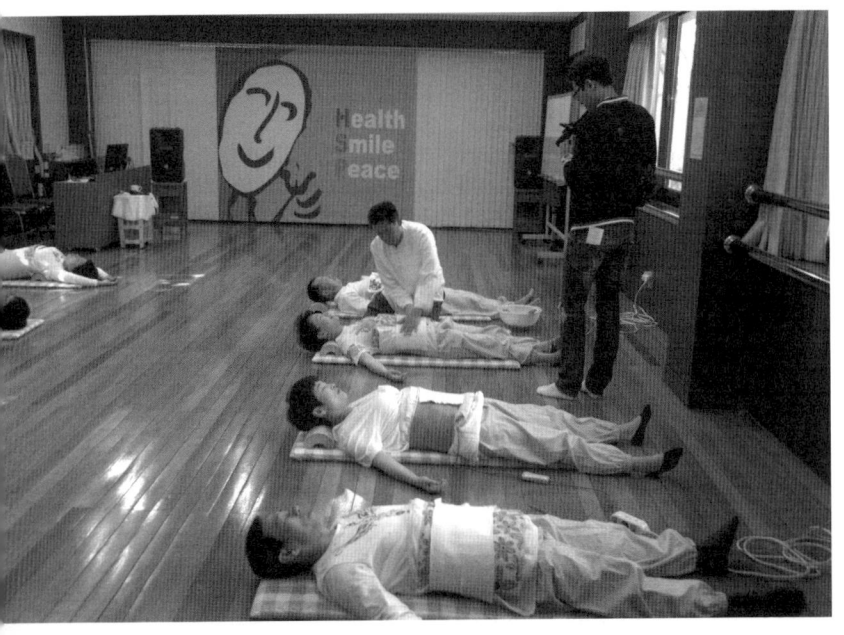

VJ 특공대 방영모습(된장찜질)

# 6장

# 단식 이후에 식생활은
# 어떻게 해야 하나요?

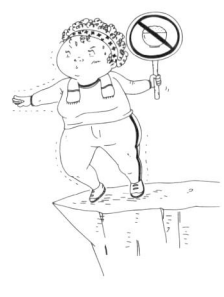

단식의 목적은 오염된 심신을 대청소하여 질병을 몰아내고, 바른 생활(육체적, 정신적)을 하고자 함에 있습니다. 단순하게 살을 빼야지 하는 마음보다는 단식이 내 삶의 변화를 가져오게끔 이끌고 가는 것이 중요합니다. 물론 단식 한번으로 삶이 변화한다면 더할 나위 없이 좋은 것이겠지만 그렇게까지 가지 않는다 하더라도 단식의 효과가 최대한 이어질 수 있도록 하면 좋겠죠.

자동차가 보울링 한번 한다고 성능이 좋아져서 그대로 유지가 되면 좋겠지만 시간이 지나면 다시 때가 끼기 마련이고 그러면 다시 해야 합니다. 우리 몸도 마찬가지겠죠. 저는 단식을 '목욕'에 비유하곤 합니다. 우리가 매일 샤워를 하지만 피로회복과 휴식, 그리고 건강을 위해 목욕탕이나 사우나를 찾게 됩니다. 마찬가지로 단식은 목욕탕에서 묵은 때를 벗기고, 휴식을 하기 위한 시간이 아닌가 합니다. 하지만 목욕과 달리 단식은 자주 할 수 없기에 단식의 효과를 오래 유지할 수 있는 식생활을 추천해 드립니다.

단식! 한번 해 볼까?

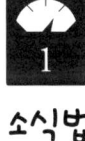

## 소식법

옛날 3대까지 왕을 모시며 98세의 장수를 누리던 찬모(반찬을 만드는 사람)가 있었다. 그 당시 98세까지 장수한다는 것은 참으로 흔치 않은 일이기에 많은 사람들이 찬모에게 와서 장수의 비결을 물었다. 그러자 찬모는 "장수하는 동물인 학이나 거북은 아주 적게 먹기 때문에 그것들을 잡아 뱃속을 살펴보면 그 안은 항상 비어 있었다. 그래서 나도 적게 먹기 시작했는데 그러다 보니 이렇게 장수하게 되었다."고 말했다. 그러자 사람들은 왜 그 사실을 왕에게는 알려 주지 않았느냐고 물었고 이에 찬모는 "아무리 얘기해도 그들은 듣지 않았고 고기반찬에 진수성찬만 좋아했다."라고 말했다.

그 말을 듣고 깨달은 바가 있는 사람들은 과거의 식습관을 버리고 소식을 실천하면서 건강하게 오래 살았다.

우리나라에도 수많은 자연치유법이 있지만 동서고금을 막론하고 모든 의사들이 만장일치로 꼽는 건강법은 바로 '소식'입니다. 과식이 만병의 근원이고 적게 먹는 것이 최고의 건강법인데, 알면서도 실천이 안 되니 문제입니다.

가장 좋지 않은 것 중에 하나가 술과 기름진 안주를 푸짐하게 먹고도 "난 꼭 밥을 먹어야 돼" 하면서 집에 와서 밤늦게 밥을 챙겨 먹는 것입니다. 이것은 장기(臟器)들에게 아주 치명적입니다. 영양이 오버되는 것도 문제지만 자기 전에 무엇을 먹게 되면 그것을 소화시키기 위해 위와 간, 그리고 신장은 상당한 무리를 하게 되죠. 이것이 오래되면 특히 신장과 간 쪽에 이상이 올 수가 있습니다.

"밥 먹기 싫으면 먹지 마라. 억지로 먹는 것처럼 어리석은 것이 없다."

이것이 진리입니다. 우리의 몸은 스스로 알아서 하게 되어 있습니다. 먹기 싫다는 것은 우리 몸이 받아들일 여력이 없다는 것이죠. 그럴 때는 먹지 않는 게 맞습니다. 물론 극심한 스트레스를 받으면 밥맛이 없어지기도 하는데 그때는 물을 많이 마셔주고 속을 비워주는 것이 오히려 몸에 이롭습니다. 먹고 싶지 않다는 것은 몸이 받아들일 준비가 되지 않은 상태라는 뜻인데 그때 뭔가가 들어오면 몸은 상당한 부담을 느낍니다.

영양이 부족할까 염려가 되는 분들은 시중에 생식 같은 것이 많이 나와 있으니 드시면 됩니다. 불을 가하지 않은 생식에는 우리 몸에 필요한 각종 미네랄과 효소, 식이섬유 비타민 등이 들어 있기 때문에 우리 몸을 보호해 줍니다. 단, 선식은 좀 다릅니다. 생식에 비해 일정영양소가 파괴된 부분이 있기 때문이죠. 물도 끓인 물과 생수는 분명히 차이가 있기 때문에 단식을 할 때 생수를 마시라고 권합니다. 그리고 음식도 익힌 음식과 생식은 분명 차이가 있는 법이니 선식을 드시는 분들은 따로 미네랄과 비타민을 섭취하셔야 합니다. 요즘 제대로 만든 생식들이 많으니 활용하시면 될 듯합니다.

소식을 하는데 단식이 유용한 것이 일단 단식을 하면 폭식과 과식으로 늘어졌던 위가 줄어들기 때문에 많이 먹을 수가 없습니다. 그러니 소식을 생활화하기가 훨씬 쉬워지게 되는 것이죠. 단식 이후 소식을 잘 이어가신다면 몸의 건강을 잘 유지할 수 있습니다.

# 명상식사법

## (식사시간 20분 이상, 음식물 30번 이상 씹기)

마음이 평정한 가운데 음식의 영양뿐만이 아니라 에너지까지 받아들이는 식사법으로 식사를 통한 명상법입니다. 이를 통해 육체적으로는 내장기관이 음식물에 적응하여 소화가 잘 되며 밥을 보약으로 만들 수 있고, 정신적으로는 감사하는 마음이 생깁니다.

1) 방법 : 허리를 바로 세웁니다. (허리가 굽어지면 오장육부가 눌려서 자극을 받기 때문에 제대로 활동을 하지 못합니다) 음식을 숟가락 반 정도 떠서 입에 넣고 눈을 감거나 살짝 내리깔고(코끝을 바라보고),

단식! 한번 해 볼까?

음식과 침이 1:1의 비율로 죽이 될 때까지 충분히 씹습니다. 음식을 삼킬 때는 음식이 식도를 타고 넘어가는 것을 느끼고 그 음식의 에너지가 위를 지나 아랫배(단전)까지 내려가 쌓인다는 마음으로 삼킵니다. 그런 다음 편안히 호흡을 두세 번 해 줍니다.

2) 효과 : 항상 입에 침이 고이고 전혀 위에 부담이 없습니다. 먹는 즐거움과 정성이 생활화 되고 인내심이 생깁니다. 장이 풀리고 호흡이 저절로 됩니다.

3) 마음자세 : 음식을 100% 소화시키겠다는 마음으로 오직 밥 먹는 데에만 집중합니다. 내가 섭취하는 이 음식을 통해 나만을 위해서가 아니라, 나와 이웃과 사회에 공헌하는데 노력하겠다는 마음으로 감사하는 마음으로 식사를 합니다.

이 명상식사법은 실행하다 보면 오래 씹는 것이 습관화가 되지 않았던 분들은 처음에는 턱이 아프기도 하지만 몇 번 하다 보면 적응이 됩니다. 여럿이 함께 식사할 때는 하기 어렵겠지만 혼자서 식사를 할 기회에 실천해 보면 식사 후에 속이 편안하고 소화가 잘되며, 음식의 맛을 제대로 느낄 수 있습니다.

## 암에 걸리지 않는 비법

"꼭꼭 씹어 먹어라."

어린 시절 밥상에 앉기만 하면 유난히도 자상하셨던 할머니께서 늘 하셨던 말입니다. 하도 듣다 보니, '그저 어른들은 으레 그렇게 말하는 거야' 하고 대수롭지 않게 여겨 왔던 말이기도 합니다. 그러나 이 사소한 말 속에 우리의 건강을 지킬 수 있는 비결이 숨어 있습니다. 씹으면 씹을수록 이가 튼튼해지고, 턱을 많이 쓰게 되니 턱 또한 튼튼해지고 머리도 좋아집니다.

이 정도까지는 대부분의 사람들이 보통 상식으로 알고 있지만 타액(침)에 발암물질을 해독할 수 있는 효소가 들어 있다는 것을 아는 사람은 드물 것입니다.

전문가들의 연구내용을 보면 타액(침) 속의 효소에는 음식물(탄음식, 곰팡이, 식품첨가물)속에 포함되어 있는 발암물질을 대부분을 해독시킬 수 있는 기능이 있다고 합니다. 타액 속에는 페록시다아제(peroxidase), 코엔자임Q10 등 항산화작용을 하는 성분이 있어 음식물 속에 포함된 발암물질 및 유해물질을 제거함으로써 노화와 암의 원인인 활성산소를 없애준다는 것이죠. 대수롭지 않은 말속에까지 조상의 지혜가 숨어 있었으니 그저 놀라울 뿐입니다.

아주 천천히 30회 이상을 씹어서 음식물이 입안에서 최소한 30초 정도 머무를 있을 수 있도록 하는 것이 가장 타액을 잘 분비시키는 방법입니다.

될 수 있는 한 정해진 시간에 규칙적으로 기분 좋게 씹으면서 맛도 즐기고 발암물질도 제거하는 일석이조의 효과를 보면 어떠실까요?

"꼭꼭 씹어 먹어라."

오늘따라 유난히 할머니의 말씀이 그리워집니다.

-HSP 명상단식원 원장 칼럼 중에서

# 아침을 먹지 마라

## (아침단식법)

|ıılıılıılııılıılıılıılııılıılıılıılıılıılıılıılıılıılıılıılıılıılıılıılıılıılıılııılıı

　이 이야기가 좀 생소한 분들도 있겠습니다. 예로부터 아침 꼭 챙겨 먹으라는 소리를 귀에 못이 박히도록 들어왔을 뿐 아니라 '아침에 식사를 해야 신체가 활동할 에너지가 생긴다. 아침식사를 건너뛸 경우, 신진대사 할 에너지를 충분히 공급하지 못해 신경이 예민해 지거나 기력약화 등이 생겨 피로를 느끼기 쉽다.' 라고 의사들이 방송매체에 나올 때마다 얘기를 하는데 아침을 먹지 말라니?

　그런데 대부분의 자연치유학자들은 아침을 먹지 말라고 합니다. 그 이유는 아침이 배설하는 시간이니 배설에 방해가 되기

178

때문이라는 것입니다.

국제문화대학원 자연치유학 교수이면서 2002년부터 난치병환우를 위한 '자연치유 해독캠프'를 운영해 오고 있는 김재춘 교수에 따르면 튼튼하게 사는 길의 첫 걸음은 아침밥을 먹지 않는 것이라고 합니다.

그 까닭은 밤새 잠잘 때 몸속에 쌓였던 찌꺼기와 독을 아침에 빼내야 하는데, 아침을 먹게 되면 내보는 것에 힘써야 할 때 먹을 것이 들어오니 쉬어야 할 밥통은 쉬지 못하고 콩팥과 큰창자 또한 밥통 때문에 제구실을 못하게 되므로 찌꺼기가 쌓이는 잘못이 되풀이 된다는 것입니다.

이러한 일이 오랫동안 이어지면 당뇨, 고혈압, 심장병, 아토피, 암 같은 질병에 걸리기 좋은 몸으로 만들거나 병에 걸린 사람은 더 병이 깊어지게 만든다는 것입니다.

"하루에 오줌으로 빠져나가는 찌꺼기를 보면 아침·저녁 두 끼 먹는 사람은 66%가 빠져 나갑니다. 즉 34%의 찌꺼기는 몸속에 남는다는 것이지요. 점심·저녁 두 끼 먹는 사람은 100%, 하루에 한 끼 먹는 사람은 127%가 나왔다고 합니다. 이것으로 보아 하루 한 끼 먹는 것이 가장 바람직하지만 먹는 재미도 생각해야 하니까 하루 두 끼가 가장 좋다고 생각 합니다."라고 말을 합니다.

아주 재미있는 얘기인데요. 1일 1식을 하면 노폐물이 엄청나게 빠져나간다는 것이죠. 그런데 이렇게 하루 한 끼만 먹는다는 것이 쉬운 일이 아닙니다. 요즘처럼 맛있는 것과 먹을 게 많은 시대에 말이죠.

실제로 제 주변에서 1일 1식을 도전해 본 사람들이 대부분 실패를 겪었습니다. 이처럼 현대인들이 사회생활을 하면서 1일 1식을 한다는 것은 정말 힘든 일이기에 두 끼가 적당하다고 얘기하시는 것 같습니다.

그 외에도 아침을 먹지 말 것을 권하는 사람들이 많은데요.

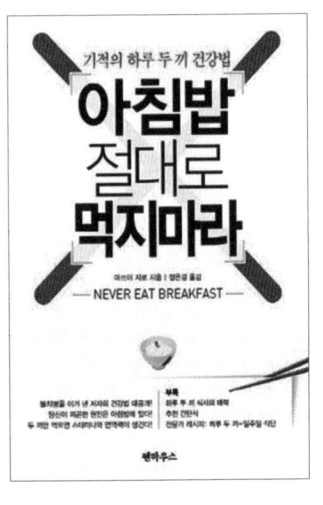

『아침밥 절대로 먹지마라』

이 책은 왜 아침을 먹지 않는 하루 두 끼 식사가 몸에 좋은 지에 대해 쓴 책으로, 아침을 꼭 먹어야 한다는 사회적 통념의 잘못을 지적하고 있습니다.

저자 마쓰이 지로(松井二郞)는 15세에 만성피로에 걸려 고생을 하다가, 의학박사이자 단식전문가인 고다 미쓰오(甲田光雄)의 지도 아래 하루 두 끼 소식요법을 실천하여, 만성피로를 5일 만에 완치하는 경험을 하였습니다.

단식! 한번 해 볼까?

이후 그는 '두 끼 식사 네트워크' 대표를 맡으며 건강잡지에 원고를 기고하거나 강연활동을 하고 있고 있습니다.

『아침단식』의 저자 의산(醫山) 백승헌 박사는 18세부터 체질적 불균형으로 무려 25가지가 넘는 질병들을 겪었으나 단식법과 체질의학을 접목하여 모두 완치한 분입니다. 현재는 '메디힐 한의원'의 원장으로 재직 중이며 동양철학, 한의학, 교육학 등을 전공하여 '동·서 의학을 통합한 28체질의학'을 창안하였습니다.

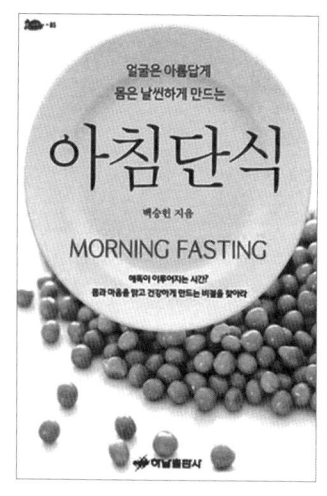

이런 내용들은 우리가 알고 있는 상식을 완전 뒤집는 내용입니다. 아이들의 경우도 마찬가지입니다. 보통 우리가 알고 있는 상식은 '아이들이 아침밥을 먹지 않으면 두뇌회전에 필요한 에너지가 부족해 집중력과 사고력이 떨어지고, 쉽게 피로하고 짜증이 난다'는 것이죠. 그래서 '아이들은 아침밥을 먹고 가야 혈당이 높아져 집중이 잘되기 때문에 반드시 아침을 먹여서 보내라'는 것입니다.

이것에 대해서도 김재춘 교수는 다음과 같이 반박합니다.

"'아침밥을 먹은 아이들이 아침밥을 먹지 못한 아이들보다 성적이 좋았다. 그러니 아침밥을 꼭 먹여야 한다'는 것은 엉터리 연구결과다. 몸이 좋지 않아서 아침밥을 먹지 못하거나 혹은 매일 싸우는 부모 밑에서 자란 불우한 환경의 아이들과 좋은 환경에서 자란 아이들을 비교했으니 당연히 결과가 그렇게 나올 수밖에 없다. 우리나라와는 달리 외국의 경우 거꾸로 아침밥을 먹지 않는 아이들이 아침밥을 먹는 아이들보다 성적이 훨씬 높게 나왔다. 따라서 동일한 두 무리를 나누어서 한쪽은 아침밥을 먹지 않게 하고 다른 쪽은 아침밥을 먹게 하면 반드시 다른 나라와 비슷한 결과가 나올 것이다. 아침밥을 먹지 않으면 독과 찌꺼기들이 빠르게 빠져 나가 뇌는 물론 몸의 기틀이 좋아 질 것이기 때문이다. 그러려면 적어도 석 달 남짓은 기다려야 잘못된 몸이 바로 잡힌다. 그래서 석 달은 아침밥을 먹지 않게 한 다음 아침밥을 먹지 않았던 아이들과 아침밥을 먹었던 아이들의 성적을 비교해 주어야 비로소 올바른 결과가 나올 것이다."

상당히 일리가 있는 말입니다. 아침밥을 꼭꼭 챙겨 먹는 사람들이 많은데도 암이나 고혈압, 당뇨, 아토피처럼 병원에서도 어쩔 수 없는 병들이 점점 늘어나고 있는 것을 보면 깊이 생각해 볼 필요가 있죠. 어른들이 먼저 선행해 본 그 결과에 따라 아이들에게 아침밥을 먹일지 말지 결정하는 것도 한 방법이 될 것입니다. '아침밥만 안 먹어도 여러 가지 병이 낫거나 좋아진다. 특히 위장병은 아침밥 안 먹기와 물마시기로 거의 나을 수 있다.'고 하니 어른들부터 먼저 한번 실천해 볼 일입니다.

우리 인간이 하루 세 끼를 먹기 시작한 것이 불과 100년 밖에 되지 않습니다. 우리나라도 제대로 세끼를 찾아 먹은 것은 80년대를 넘어서면서부터입니다. 이는 30억년의 생명진화의 역사로 비추어 볼 때 아주 짧은 시간이죠.

생명진화의 역사는 기아의 역사라고 해도 과언이 아닐 정도로 우리 몸은 기아에 적응이 되어 왔습니다. 그런데 요즘은 너무 영양이 넘쳐서 문제가 되는 시대로 오히려 몸이 적응을 못하고 있기 때문에 각종 성인병이 생기는 것이죠. 한 끼 정도 굶어도 충분히 견딜 수 있도록 유전자 속에 프로그램 되어 있으니 염려할 것 없습니다.

우리 조상들은 예부터 '아침은 꼭 챙겨먹어라', '아침을 잘 먹어야 하루가 든든하다', '밥이 보약이다, 식사 거르지 말고 삼시 세끼 꼭 챙겨 먹어라', '아침은 왕처럼, 점심은 평민처럼, 저녁은 거지처럼 먹어라' 등등 이렇게 강조해 왔지만 산업화가 급격하게 진행되고, 먹거리가 세상에 흘러 넘쳐나는 지금은 오히려 그런 것이 독이 되지 않을지 생각해 봐야 합니다.

지금 우리가 쉽게 먹는 음식들은 예전에 왕과 왕비들조차 마음껏 먹지 못했던 것들입니다. 정조 때의 기록을 보면, '백성들이 전복을 잡아서 한양까지 올리는 것이 너무나 힘들고 폐해가 심하니 수라상에 전복을 올리지 말라'고 한 기록이 나옵니다. 예전엔 임금님도 제대로 먹지 못했던 전복을 우리는 시장에 가서 돈 만 원만 주면 그것도 펄펄 살아 있는 것으로 사먹을 수 있는 시대가 되었습니다.

서양에서도 '아침식사를 거르는 것은 겉옷을 빼먹고 집을 나서는 것과 같다'는 속담이 있다고 합니다. 그렇지만 최근 연구에 따르면 '아침을 많이 먹으면 점심도 많이 먹게 된다'고 하네요. 아침을 먹지 않는 것은 자연의학 건강생활에 들어가는 관문이며, 건강생활을 지키는 방법입니다.

물론 아침밥을 먹던 사람이 갑자기 아침을 먹지 않으면 처음에는 힘들고 어지럽기도 합니다만 적응기간이 필요한 것이죠. 정 힘들면 조금씩 줄여나가면 됩니다. 그리고 아침에 가볍게 주스 한 잔이나 효소 혹은 식이섬유로 대체하면 되기 때문에 부담 없이 할 수 있는 건강법입니다.

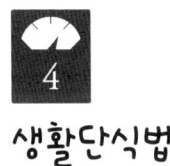

# 생활단식법

### 1) 1일 단식법

생활단식이란 일상생활을 하면서 혼자 스스로 실천할 수 있는 단식법을 말합니다. 간편한 방법으로 오전단식(아침 안 먹기)과 1일 단식이 있습니다.

1일 단식은 말 그대로 1주일이나 2주일마다 하루씩 단식을 하는 것입니다. 단식일은 스스로 편한 날을 정해서 하시면 됩니다. 이 1일 단식의 장점은 크게 위험하지도 않고, 또 전문가의 도움을 받지 않고도 혼자서 충분히 할 수 있다는 것입니다. 생활 그 자체가 건강법이자 치유법이 되는 것입니다. 방법은 말 그대로 하루 날을 정해서 단식을 하는 것입니다. 물론 하루 단식일지라도 물을 3리터 정도 드셔야 하는 것은 필수입니다. 그리고 단식이 끝나면 그 다음날부터 평소처럼 식사를 하시면 됩니다. 단식의 효과를 지속적으로 이어갈 수 있는 방법으로 체중조절과 건강관리에 아주 효과적입니다.

### 2) 간헐적 단식법

2013년 3월 10일과 17일 두 차례에 걸쳐 방송된 2부작 SBS 스페셜〈끼니의 반란〉은 대한민국에 큰 반향을 불러일으켰습니다. '간헐적 단식(IF:Intermittent Fasting)' 열풍이 분 것입니다. 간헐적 단식으로 남자들이면 누구나 부러워할 만한 근육을 가진 조경국 씨와 같은 스타가 탄생되기도 했습니다.

간헐적 단식이란 1주일에 5일은 충분히 식사를 하고 나머지 2일은 500~600kcal 내의 제한된 칼로리만 섭취하면서 배고픔을 예방하는 식사법인데, 영국의 마이클 모슬리에 의해 탄생했습니다. 의사이자 영국의 BBC프로듀서인 마이클 모슬리는 2012년 8월 BBC다큐멘터리 '호라이즌 : 먹고 단식하고 장수하라'의 제작에 참여했습니다. 그 프로에서 본인이 직접 단식을 체험하면서 몸이 변화하는 모습을 보여주었습니다. 방영 당시 런던올림픽 기간인데도 높은 시청률을 기록했고 이후 전 세계적으로 주목을 끌었던 단식법입니다.

단식! 한번 해 볼까?

그런데 간헐적 단식 이전에 우리나라에 '공복' 바람을 일으킨 이가 있으니 그가 바로 『1일 1식』의 저자이자 의사인 나구모 요시노리 박사입니다.

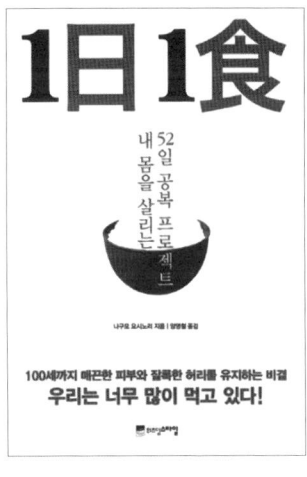

'1일 1식은 천사의 생활이요, 1일 2식은 인간의 생활이며, 1일 3식은 금수(禽獸)의 생활이다.'

15세기 현인(賢人)은 이렇게 말했다지요.

'하루 한 끼 식사가 오히려 건강하게 사는 비결'이라고 얘기하는 나구모 요시노리 박사는 '영양을 계속 섭취해야 건강하다는 생각은 낡은 사고방식'이라고 합니다. 그는 빈속에서 나는 '꼬르륵' 소리를 들어야 장수 유전자인 시르투인 유전자가 작동하기 때문에 몸이 젊어지는 효과가 있다고 주장합니다. 의학자인 본인이 10여 년 동안 '1일 1식'을 실천하며 56세의 나이에도 오히려 30세의 나이보다 더 건강한 모습을 실제 보여줌으로써, 그가 쓴 책은 베스트셀러가 되었고 대한민국에 1일 1식의 바람을 불러일으켰습니다.

"배에서 꼬르륵 소리가 한번 들리면 내장지방이 연소하고, 두 번 들리면 외모가 젊어지고, 세 번 들리면 혈관이 젊어진다." 라고 그는 말합니다. 60이 가까운 나이인데도 30대로 밖에 보이지 않고 정밀종합검사 결과 혈관나이는 26세, 뼈 나이는 28세로 나왔으며 지금도 매끈한 피부를 자랑하고 있으니 부러울 따름입니다.

그 후 많은 이들이 1일 1식을 따라했으나 수행자가 아닌 사회생활을 하는 직장인들이 하기에는 쉽지 않아서 대부분 포기를 했지요. 그런데 그 이후 간헐적 단식이 나옴으로써 1일 1식에 절망했던 많은 사람들에게 희망을 주게 되었습니다.

생활 속에서 누구나 쉽게 할 수 있으면서 효과를 볼 수 있는 방법이 간헐적 단식인데 이 간헐적 단식은 두 가지 방법이 있습니다. 5일은 평소와 같이 마음껏 먹고 이틀만 제한된 칼로리를 섭취한다는 의미로 '5:2 다이어트 혹은 5:2 단식법'이라 불리는 것이 있고, 오전에 단식을 하는 '16:8 단식법'이 있습니다.

16:8 단식은 쉽게 말하면 아침을 먹지 않는 것입니다. 전날 저녁을 먹고 이후부터 속을 비워두고, 다음날 아침을 먹지 않고 점심부터 식사를 하는 것입니다. 16시간은 단식으로 속을 비워두고 8시간은 맘껏 먹는 것인데, 저녁식사 후 8시부터 아무것도 먹지 않고 다음날 12시에 식사를 하면 총 16시간이 단식이 되는 것이지요.

"아침을 먹지 마라"는 말과 똑같으니 신기한 일이죠!

5:2 단식법은 일주일 중 5일은 평소와 같이 먹고 2일은 아침, 점심을 먹지 않는 것입니다. 간헐적 단식을 요약한다면 '먹는 시간'과 '먹지 않는 시간'을 분리하는 것인데 짧은 단식을 계속 하는 것과 같습니다. 물론 먹지 않는 시간에는 물 이외 다른 것을 먹어서는 안 됩니다. 당분이 함유되지 않은 차 한 두잔 정도는 괜찮습니다만, 간식을 먹거나 하는 것은 안 된다는 것입니다. 먹지 않는 시간은 철저히 비워 주어야 제대로 효과를 볼 수 있는 단식이 됩니다.

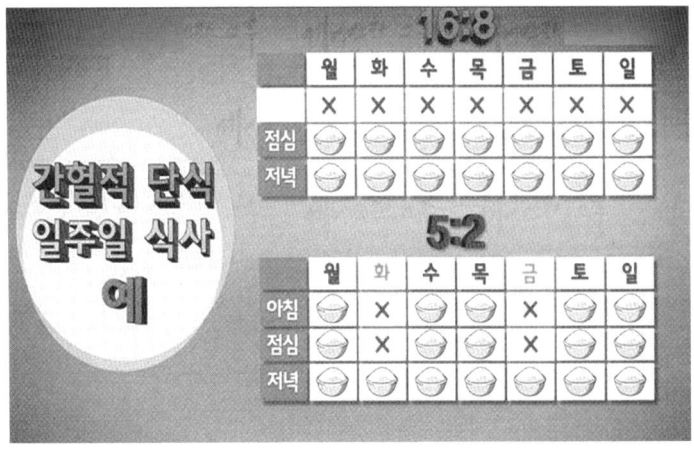

두 가지 방법 다 아주 간단하면서 쉽게 할 수 있고, 생활에 최대한 지장을 받지 않기에 직장인들도 쉽게 할 수 있는 방법입니다.

실례로 용인대학교 교육대학원 논문 '간헐적 단식이 신체조성과 체력, 면역력에 미치는 영향'을 보면 20대 여성 10명을 대상으로 4주간 간헐적 단식을 실시한 결과 간헐적 단식을 꾸준한 운동과 함께 실시하였을 경우, 면역력 저하 없이 체중감량과 체력신장에 도움을 주는 것으로 나타난 바 있습니다(조용준, 2014).

현대인들은 음식을 입에 달고 살지만 우리 조상들은 100년 전만 해도 하루에 몇 번씩 먹는 일이 드물었습니다. 먹을 것을 구하면 먹을 수 있을 만큼 배불리 먹고, 못 먹을 때는 며칠씩 굶었죠. 옛날부터 본인의 의지와 상관없이 간헐적 단식을 해 왔다는 뜻입니다. 그러다 보니 우리 유전자는 수만 년 전부터 그러한 환경에 맞추어져 있습니다.

지금 하루에 세 끼를 먹고 그 사이 간식을 먹는 이 상황이 오히려 우리 몸에는 더 낯설다는 것입니다.

배에서 '꼬르륵' 소리를 들어 본적이 언제였는가? 아마도 기억이 가물가물하실 겁니다. 최근에는 아예 들어본 적이 없을 수도 있죠. 나구모 요시노리 박사는 이 '꼬르륵' 소리가 건강의 지름길이라고 합니다. 쇠는 뜨거운 용광로와 찬물에 왔다 갔다 하면서 점점 단련이 되고 강해집니다. 우리 몸도 마찬가지라는 것이죠. 운동을 열심히 하면 근육이 잘게 찢어져 미세한 상처가 생기게 됩니다. 이때 잠시 쉬어 주면 신체가 회복반응을 일으키면서 근육이 더 강해집니다. 달리기를 할 때도 인터벌운동이라는

단식! 한번 해 볼까?

것이 있습니다. 전력질주를 하다가 걷듯이 가볍게 뛰는 것을 반복하면 그냥 무작정 오래 뛰는 것보다 운동효과가 더 있다는 것이죠. 간헐적 단식은 이것과 같은데 이를 과학에서는 호르메시스(Hormesis)라고 합니다. 호르메시스(Hormesis)는 자극 또는 촉진을 의미하는데, 해롭지 않은 수준의 가벼운 스트레스와 미량의 독소 등 다양한 물리적, 화학적, 생물학적인 자극이 몸에 유익한 효과를 주는 현상을 말합니다.

서든캘리포니아 대학 장수연구소 책임자 발터 롱고 박사는 "단 기간일지라도 음식을 섭취하지 않으면 이른바 복구유전자가 작동하는데, 이 유전자는 장기적으로 우리 몸을 건강하게 하는 효과를 발휘한다."고 말합니다. 그래서 간헐적 단식이 오히려 매일 음식을 적게 먹으려고 노력하는 것보다 체중감량에 더 효과적이라는 것입니다. 그런데 간헐적 단식을 하시려는 분들이 가장 우려하는 것 중에 하나가 아침을 거르면 점심을 과식하게 되는 것 아닐까 하는 것인데요. 이 부분에 대해서 시카고 일리노이 대학의 크리스타 바라디 박사는 격일제 단식에 참가한 참가자들 대상으로 실험을 해 본 결과 놀랍게도 일반적인 생각과는 달리 '단식을 하지 않는 날에도 폭식을 하지 않는다'고 합니다. 대다수의 사람들이 평소 식사량보다 조금 많은 110% 정도만 먹더라는 것입니다. 격일제 단식을 하는 사람들 스스로 먹을 때 많이 먹는다고 착각을 하는 것이지 실제로 계산해 보면 평소

섭취량의 110% 밖에 안 된다는 것입니다. 우리의 우려처럼 아침을 먹지 않는다고 점심, 저녁을 훨씬 많이 먹는다든지 하지는 않고 단지 뇌가 그렇다고 착각을 할 뿐이라는 것입니다. 간헐적 단식을 시도하는 데 상당히 고무적인 결과입니다.

지금까지 단식의 효과를 유지하고, 건강을 지키기 위해서 생활 속에서 할 수 있는 방법들을 알려 드렸는데 그렇다고 위에 열거한 방법들이 모든 사람에게 100% 맞는다고 할 수는 없습니다. 그리고 아직은 찬반논란이 있기 때문입니다. 저도 기본적으로 아침을 먹지 않는 생활을 계속 해 오고 있지만 에너지가 딸리거나 힘들 때는 커피나 과일을 조금 먹기도 합니다.

제가 드리는 의견은 최소한 100일(3달)정도는 해 보라는 것입니다. 하는 도중에 몸의 변화를 지켜보면 내 몸에 맞는지 아닌지를 판단할 수 있을 것입니다. 그때는 확실하게 내가 선택하면 되는 것이지요.

한때 제왕절개가 당연시되다가 갑자기 자연분만 바람이 부는 것이라든지, 아이들을 크게 키우려면 분유를 꼭 먹여야 한다고 했었는데 지금은 모유수유가 필수처럼 인식되고 있습니다. 서양에서는 예전에 수술을 할 때 마취제가 나왔음에도 실제로 사용되기까지는 50년의 세월이 걸렸습니다. '고통은 신의 선물'이기 때문에 고통은 당연한 것이고 마취제를 쓰는 것은 신의 섭리에 어긋난다고 생각했기 때문입니다. 이처럼 한때 당연하다고

단식! 한번 해 볼까?

생각했던 것이 지금은 무지의 소치였다 것으로 판명된 것들이
참 많습니다.

어떤 중진 의학자의 말이 생각납니다. "환자를 위해서 어떤
치료를 제공해 주고 어떻게 해줄까 하는 선택은 의사의 지혜이
고, 어떤 의사, 어떤 시설에 갈까에 대한 선택은 환자의 지혜입
니다. 그렇기 때문에 건강은 지혜로운 자의 몫입니다."

여러분도 지혜로운 선택으로 건강을 지키시길 바랍니다.

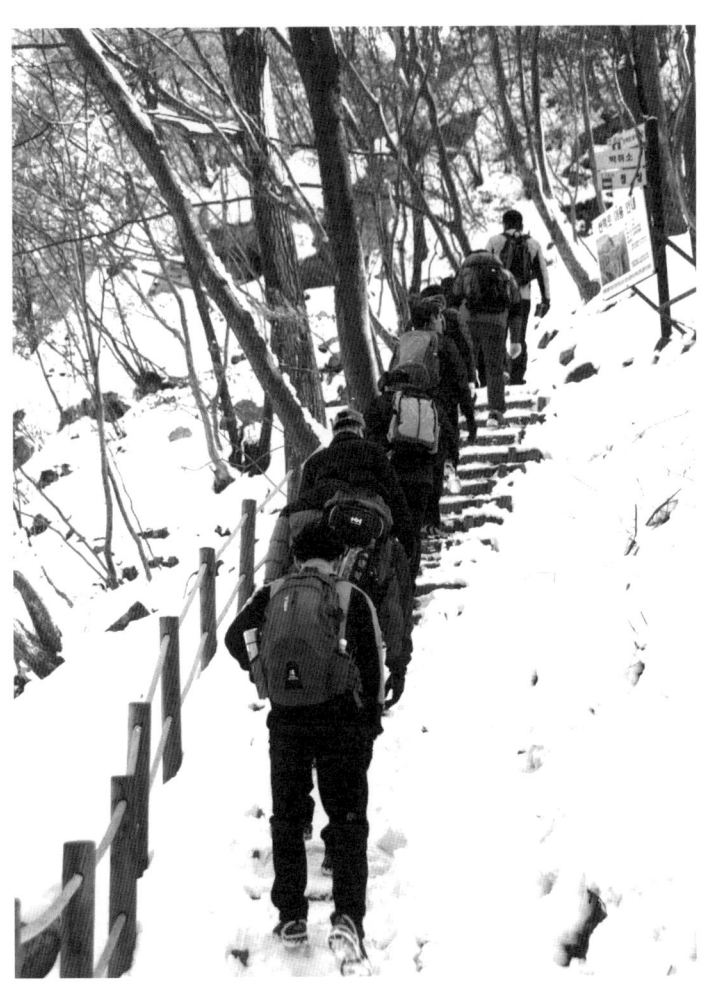

7장

# 단식 하신 분들
## 얘기를 듣고 싶어요

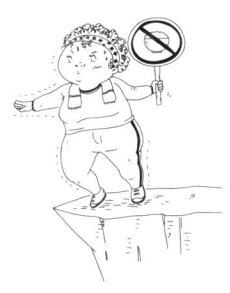

# 삶의 행복바이러스 효소단식

아래의 내용은 저희 단식원 홈페이지에 올라온 체험기들을 모았습니다. 오탈자들이 있어서 약간 손을 보긴 했지만 쓴 내용을 최대한 가감 없이 그대로 올렸습니다. 체험자들의 생생한 경험만큼 와 닿는 것은 없죠. 읽어보시고 단식에 대한 두려움이나 선입견을 없애는 계기가 되기를 바랍니다.

작성자 : flora  등록일 : 2014-10-25

단식부터 보식까지 한 달 간의 긴 여정이 다 끝났다. 그리고 오늘 이렇게 그때의 감동을 다시 떠올리며 추억 속으로 빠져본다. 마음속의 간절함이 이곳으로 나를 인도했구나!!

474기 효소단식수련은 그동안 목표를 향해 뭔가를 이루고자 강행군했던 세월들의 미련을 완전히 내려놓는데 일조했고 내 삶의 전환점을 가져다 준 소중한 시간들이었다. 지금까지 큰 질환 없이 건강에 자신감을 가지고 살아왔지만, 오랜 세월 마음에만 집중하느라 몸에 신경을 못 쓰고 살았었다.

2~3년 전부터 공부와 일로 누적된 피로가 책과 컴퓨터를 볼 수 없을 정도의 잦은 눈의 충혈과 통증, 체중증가, 목과 어깨결림으로 이어지는 통증, 허리의 뻐근함 등으로 나타나 책상에 오래 앉아 있을 수가 없게 되었고, 최근에는 작년부터 생긴 '이상지질혈증'으로 인한 이상징후들이 나타나 두 달 동안 우울한 삶을 살았다.

이렇게 우울함이 삶의 밑바탕에 깔리고 의욕마저 사라지니 하던 공부도 일단정지… "그래, 몸부터 챙기자!" 지금부터 관리하면 걱정할 일 없겠다는 확신이 들어 갑자기 단식을 선택하게 되었다. 이전에 있었던 두 번의 단식경험이 힘들었지만 좋은 경험으로 남아 있어 쉽게 결정할 수 있었고, 그때의 결정은 현명한 선택이었다고 생각한다.

인터넷검색을 하며 찾고 찾던 중에 최종적으로 마음의 확신이 선 곳은 영동 명상단식원이었다. 기대감과 설렘으로 시작된 새롭고 낯선 단식원에서의 생활은 그렇게 시작되었다. 이곳 단식원은 사면이 산속이라 그 자체만으로도 힐링이 될 것 같았다.

총 5박 6일 동안 나는 다양하고 체계적인 많은 프로그램들을 경험했다. 보조요법, 호흡 수련, 사랑주기, 하나되기, 된장찜질, 일라이트팩, 식이요법과 보식교육 등…

그 중에서도 단식 이틀째 진행되었던 산행수련은 평소 등산과 먼 생활을 해왔던 나에게 두려움부터 안겨주었다. 과연 내가 잘할 수 있을까? 하는 생각에 막막함과 무거운 마음이 앞섰지만, 일단 선두에 서지 않으면 뒤로 밀려 따라갈 수 없을 것 같은 확신이 들어 바짝 붙어갔던 기억이 난다.

작심하고 안내에 따라 발바닥과 다리에 집중했다. 가파른 길이 있으면 쉬운 내리막길이 있었고 잠깐 1분 휴식을 통해 마음을 다 잡고 다시 한 고개, 한 고개 넘어갔다. 아슬아슬한 언덕을 통과하며 물론 힘들긴 했지만 옆에 단식생들이 함께 있어 위로가 되고 힘이 되었다. 그 덕에 평소에도 생각하지 못했던 무려 4시간 산행을 단식을 하면서 무사히 마칠 수가 있었다. 천모산 정상에서 느꼈던 희열과 강렬했던 감동은 지금도 생생하여 잊을 수가 없다.

내 옆에 있는 존재의 소중함… 함께함의 소중함을 깨닫게 해준 수련이었고, 우리는 서로 사랑하고 용서하고 또 사랑할 수밖에 없는 존재라는 깊은 깨달음을 준 산행수련이었다.

단식! 한번 해 볼까?

그리고 소리명상!!

아하! 이렇게 간단한 방법으로도 내 마음의 응어리들을 한 순간에 풀어내는 방법도 있구나!를 체험했고, 생전 처음 눈물이 빗물처럼 쉴 새 없이 쏟아지는 신비로운 경험을 할 수 있었고 마음이 정화되고 가슴에서 사랑의 봇물이 샘솟음을 경험했다.

특히 역사강의와 칠백의총 견학은 눈시울을 뜨겁게 했고 가슴 뭉클한 감동과 그동안 잊고 살았던 역사에 대한 새로운 자각과 인식을 가져다 준 계기가 되었으며, 부끄러운 나 자신의 일면을 본 시간들이었다.

그리고 영동에서 금산까지 가는 국도, 금산시내 목욕탕에서의 냉욕, 그 외 금산의 인삼축제, 각설이공연 등은 사람 사는 풍경을 통해 뇌의 환기작용을 톡톡히 해주었고 특별보너스를 받은 기분이었다.

모든 프로그램들이 지루하지도 힘들지도 쫓기지도 않고 다양하고 좋았다. 놀 것 다 놀고 쉴 것 다 쉬고 할 것 다한, 참으로 행복하고 편안하고 수지맞은 5박 6일 단식수련이었다.

너무도 맑고 좋은 에너지와 깊은 내공을 가지신 우리 원장님과 부원장님, 그리고 함께한 모든 분들! 함께 하는 그 자체가 힐링이었지요!

직업상 너무도 잘 아는 건강에 대한 개념과 상식들, 원칙, 과학적 근거, 편견… 그걸 넘어선 그 너머의 감동과 감격을 경험해보지 않고 어찌 지금의 이 기분을 이해할 수 있을까요?

건강의 기본은 혈액순환과 혈액정화작업이 무엇보다 중요하다는 것을 잘 알기에, 지금은 단식의 위대함을 통해 몸이 너무 가볍고 정신도 맑고 자신감과 가슴에 사랑의 에너지가 샘솟음을 느낍니다.

이제 제자리로 돌아온 지금, 다시 새롭게 태어난 기분입니다. 2015년은 또 어떤 일들이 일어날지 설레고 무한히 기대가 됩니다. 단식을 통해 나 자신을 더욱 사랑하게 되었고 자연스레 식습관, 생활습관이 바뀌게 된 것이 무엇보다 더 큰 수확이라고 자신 있게 주장하고 싶고, 이런 프로그램을 알게 되고 경험한 것은 큰 행운이었다는 것(시너지효과를 통해 온몸과 맘이 새롭게 정화되고 다시 태어난 기분)을 강조합니다.

함께 했던 분들 모두 감사합니다!

- 이상지질혈증이란 혈중에 총콜레스테롤, LDL콜레스테롤, 중성지방이 증가된 상태를 말합니다.

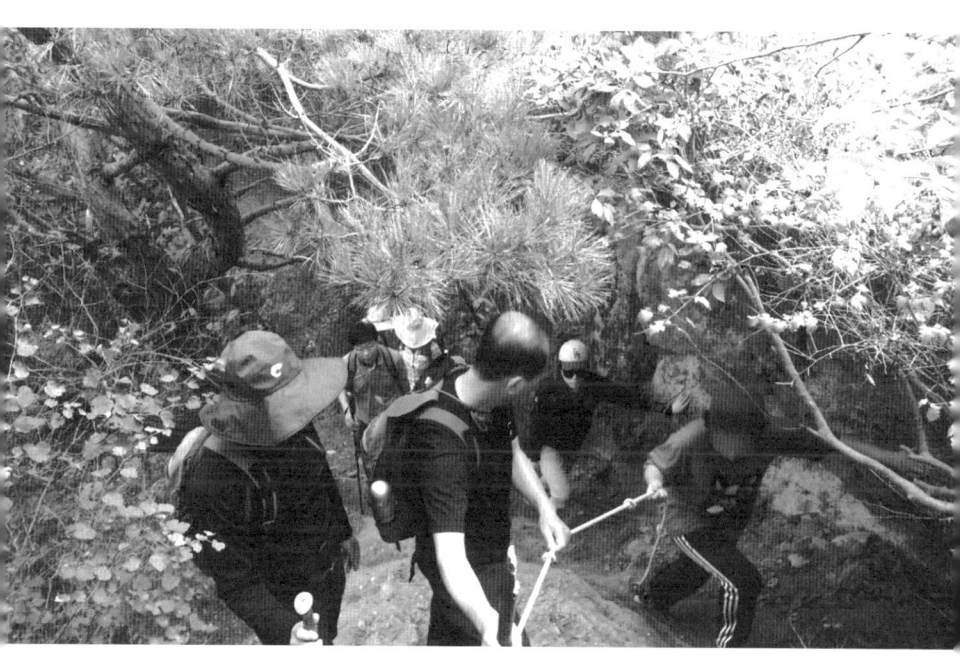
천모산 산행 중인 단식생들

## 강추! 비움, 쉼, 채움이 함께 하는 단식의 경이로움을 느껴보세요

작성자 : toa  등록일 : 2015-02-05

저는 50이 막 시작되는 중년의 아줌마입니다. 40대의 마지막 해인 49세 때 몸이 여기저기 고장 나기 시작했어요.

- 콜레스테롤 위험수치 256, 빈혈
- 갱년기 증상으로 불면증, 자율신경의 불안으로 수시로 후 끈후끈, 땀 찔찔, 의욕상실
- 어깨가 아파 병원치료로 200만원, 6개월 정도 정성을 들여 도 낫지 않는 근육·관절 문제 발생
- 손발저림, 오래 앉아 있을 때 허리가 아파 잘 앉아있기 힘듦

단식! 한번 해 볼까?

- 몸무게 평소보다 5킬로 정도 찜, 식욕은 주체가 안 될 정도로 넘치고 채워지지 않는 허기가 지배함 등등

겨울에 무얼 할까 고민하다 여행을 다녀와야겠다, 생각했어요. 아이들도 다 컸으니 하고 싶은 것을 하면 좀 나아질까 했었지요. 그러던 중 12월에 건강검진결과를 받고 깜짝 놀랐습니다. 모친이 고혈압, 당뇨, 뇌경색으로 고생을 하고 있으셔서 늘 신경이 쓰였는데 나 자신이 콜레스테롤이 갑자기 위험수치가 된 사실에 덜컥 겁이 나더군요. 특히, 갱년기증상이 일찍 시작되어서 더 문제다 싶었습니다.

마침 페이스북을 보니 명상단식원이 뜨더군요. 별 생각 없이 찾아보니 단식에 관한 이야기가 나와 있어 찬찬히 읽어보았습니다. 한번 해 볼까? 하는 생각이 들었어요. 50년 동안 쉬지 않고 일한 내 몸에게 한 번도 쉴 기회를 주지 못했다는 생각도 들고 괜한 고생을 하는 것은 아닌가 하는 생각도 들고 선뜻 결정하기는 쉽지 않았습니다. 일단 신청을 하고 나서도 입금하기까지 갈까 말까 수없이 고민했습니다.

'애들은? 집은? 그리고 다른 일들이 생기면 어떻게 하지? 에이! 내가 없다고 세상이 끝나나?' 등등…

가족에게 이 이야기를 했더니 남편은 아주 잘 생각했다며 본인도 가고 싶은 생각이 있는데 시간이 없어 아쉽다고 하더군요.

괜한 걱정을 했죠. 아이들도 마찬가지구요.

새해 벽두부터 아무것도 먹지 않고 4일을 소금과 물만 먹는 일은 생각보다 힘들지 않았습니다. 집에서 했으면 힘들었을 테지만 여러 사람이 같이 하니 의지도 되었구요. 아침부터 저녁까지 쉬지 않고 하는 프로그램도 아주 좋았습니다. 풍욕, 냉온수욕, 운동, 산책, 건강강좌, 된장찜질, 간청소…

물론 처음 하는 것들이라 낯설고 힘들기도 했지만 아예 하지 못할 것은 아니었습니다. 하루하루 몸이 가벼워지고 새로운 기운이 나오는 것을 느꼈습니다. 마지막 하루 보식을 마치고 나올 때의 기분은 날아갈 듯 했습니다. 그리고 단식 후 동기들과 서로 힘을 나누며 SNS로 소통하고 모르는 것을 물어가며 한 달 간의 보식을 마쳤습니다. 보식을 마친 다음날, 다시 혈액검사를 했습니다.

- 콜레스테롤 수치 201, 빈혈 없음
- 갱년기 증상으로 불면증 사라짐, 후끈거림 사라짐, 부지런해 짐
- 어깨통증이 많이 완화됨(요건 단식원에서 가르쳐 준 운동효과로 보임)
- 손발저림, 오래 앉아 있을 때 허리가 아파 잘 앉아있기 힘든 것이(요것도 운동효과)좋아짐.
- 몸무게 4.5킬로 감량, 식욕조절 됨.

단식! 한번 해 볼까?

의사선생님도 저에게 정말 잘 조절했다고 하시더군요. 한 달 만에 이렇게 많이 콜레스테롤을 조절했다는 것은 훌륭하다고 요. 모두 단식 덕분이라 생각합니다.

항상 건강하다고 생각했던 제게 어느 날부터 다가온 몸의 변화와 건강검진결과 위험의 수치들… 불안과 우울로 하루를 채우던 제게 단식은 비움, 쉼, 채움의 행복함을 일깨워주었습니다.

모든 것을 같이 해주신 단식원에 계신 사범님들, 같이 하신 동기 분들 정말 감사드립니다.

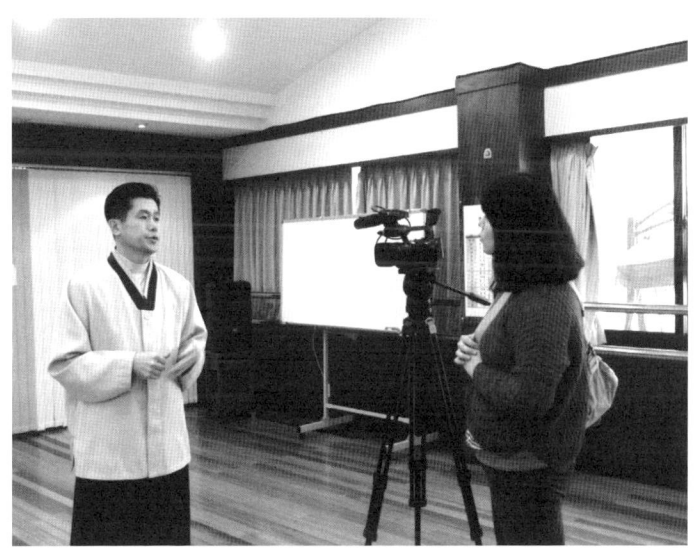

KBS 아침뉴스타임 촬영 중

# 473기 5박6일
# 효소단식 2달 시점 후기

작성자 : 현이  등록일 : 2014-11-18

저는 9월 19일 영동 명상단식원에서 진행된 5박6일 효소단식을 다녀왔습니다. 이 시대를 살아가는 우리는 '먹을 것 인가? 말 것인가?'가 아닌 '무엇을 먹을 것인가?'의 고민 속에 살고 있습니다. 너무나도 많은, 그리고 출처를 알 수 없는 음식들에 노출되어 있기 때문에 우리의 몸이 오염되어 가고 자연스러움으로부터 멀어져 가고 있습니다.

우리의 생각과 마음도 그와 마찬가지입니다. 그런 측면에서 저는 자연스러움을 되찾고자 단식원을 찾았고, 그 중 명상단식원이 가장 저의 취지와 맞는다고 판단했습니다.

명상단식원이니까요!

실제로 9월 19일 만났던 원장님과 부원장님, 그리고 영동이라는 지역과 단식원 분위기는 정말로 저의 몸뿐만 아니라 마음까지 깨끗하게 해 주었습니다.

물론 그 과정이 쉽지만은 않았습니다. 배를 곯는다는 것이 고통스럽고 힘들었습니다. ㅜㅜ 만약 이 과정을 저 혼자 했다면 절대절대절대 성공하지 못했을 겁니다.

그런 면에서 단식원의 힘이 정말 대단하다고 생각합니다. 과정에 참여하기 전엔 가격이 조금 부담스럽다고 생각했지만 몸소 다녀와 보니 전혀 그렇지가 않았습니다. 짧은 해외여행을 다녀오는 것보다 훨씬 더 정신적인 안정을 찾을 수 있었고 많은 것을 얻어갈 수 있습니다.

무엇보다 중요한 것은 외모의 변화^^

가장 어려운 일이 살 빼는 것이라 생각했었는데 저는 단식 중에 4kg을 감량했고 보식을 통해 총 7kg 감량했고 2달이 지난 지금껏 유지하고 있습니다. 군살이 없어지니 옷 입는 즐거움도 생기고 사진 찍는 두려움도 덜었습니다. ^^

저희 어머니는 저의 얼굴빛이 밝아졌다고 칭찬해 주셨어요.^^

변화하고 싶으면 그에 맞는 행동을 취해야 한다는 말이 있듯이 단식 전과 후가 확실히 차이가 있으니 미루지 않고 하길 정말 잘했다는 생각이 듭니다.
진작에 다녀올 걸 후회됩니다.

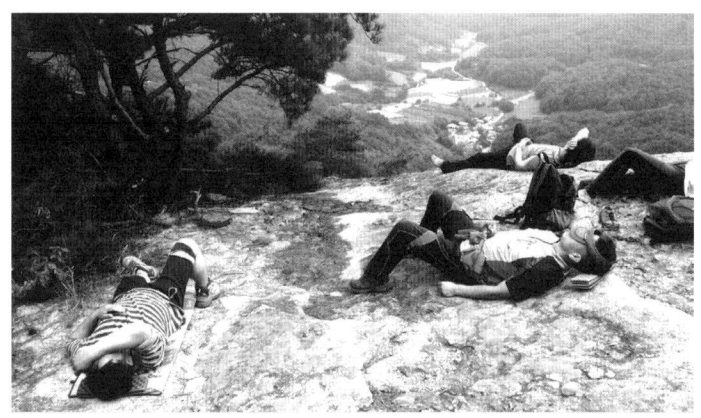

천모산 정상에서의 휴식

단식! 한번 해 볼까?

# 단식후기

<hr />

작성자 : 와이유  등록일 : 2014-11-20

평소 하루 단식, 풍욕, 반신욕을 하고 있었고 나이 50이 넘다 보니 건강관련 책도 좀 읽으면서 단식에 관심이 많았기에 어쩌면 처음 단식을 하시는 분들보다는 신체적으로나 마음가짐에서 좀 유리(?)하지 않았나 싶지만 그래도 평소 꿈꾸던 단식원에 입소하여 5박 6일 동안의 생활을 마친 지금 너무 행복합니다.

제 옆에 계셨던 동기 분들 중에 하루 이틀 잠깐씩 힘들어 하시는 분들을 볼 때(곧 회복하심) 많이 안타깝기도 했지만 잘 이기시리라 믿고 있었고 5박 6일이 지난 지금은 그분들이 오히려 저보다 더 보람과 만족을 갖고 계시지 않을까 생각도 됩니다.

사실 처음 접수를 해놓고 장기간 견딜 수 있을까? 전화로 묻기도 했지만 실패하여 중간에 귀가하시는 분들은 거의 없고 99% 성공한다고 하여 잘 판단한 것 같다 싶었습니다. 실패한다면 몇 천 명 중 1명이 되는 꼴인데 말이 안되죠~^^

저와 같이 참여하셨던 473기 동기 분들 모두 단식에 성공하셨듯이 보식도 꼭 성공하셔서 더 큰 만족 느끼시기 바랍니다. 저도 열심히 보식에 임하겠습니다.

한 달 쯤 보식기간 끝나고 누가 누가 보식 잘했나 술 한 잔 할 수 있을 때쯤 한번 모였으면 합니다. ㅎㅎ

그러다가 한참 뒤에 다 같이 다시 한 번 단식원에서 만나면 더 좋구요.

현재 5박 6일을 마친 지금 4.5킬로가 빠졌는데 저 같은 경우는 단식기간에 뱃속이 비어 있으니까 괜히 정신까지 맑아지고 기분이 좋았습니다.

힘들어 하시는 옆에 분들께 좀 미안했지만…

매일 적는 일지에서 체중도 줄지만 몸에서 독소가 빠져 나가고 있고 내 몸이 계속 좋아 지고 있다고 상상을 하니까 너무 행복했습니다.

단식과 정신교육을 도와주시는 사범님들의 힘과 계속되는 프로그램도 영향이 크지만 제 스스로 마음가짐을 그렇게 하니까

단식! 한번 해 볼까?

훨씬 편하고 쉽게, 그리고 즐겁게 단식을 마친 것으로 판단되고 또 다른 한편으로 더 좋았던 것은 회사, 가족, 친구들(친한 친구 酒님도ㅎㅎ) 모두 잊고 잠시나마 좋은 공기 속에서 마음 편하게 생활한 5박 6일은 평생 기억에 남을 듯합니다. 언제 또 이렇게 정신적으로 편한 시간을 가져볼 수 있을까?

과거 어떤 휴가와도 비교할 수 없습니다. 주변사람들께 알리고 싶어서 카카오스토리에도 올렸답니다. 이렇게 몸과 마음을 (엄청) 힐링해 주는 방법이 있는데 많이 알려주고 싶더라구요. 5박 6일 단식체험 너무 좋았습니다.

사범님들 고맙습니다. 근처가면 들를게요.

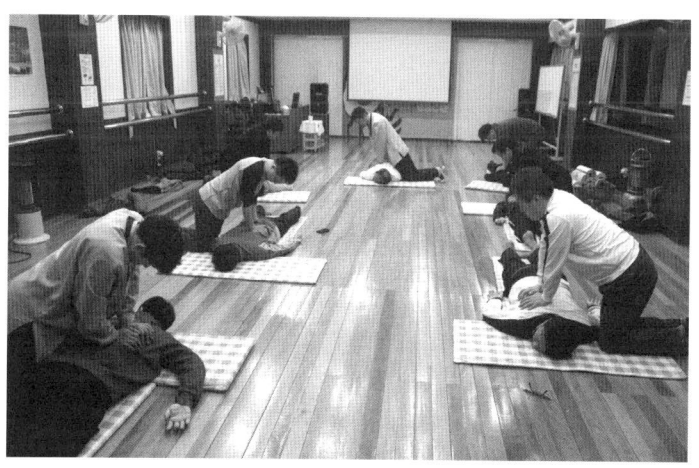

사랑주기 맛사지 중

# 단식원에서 8kg 감량의 자신감으로 60kg감량 성공...

<br>

|||||||||||||||||||||||||||||||||||||||||||||||||||||||||||||||||||||||||||||||||||||||||||

김란

1년 전 후기를 이제야 쓰네요~

안녕하세요^^ 올해 23살 김란이라고 합니다~ 기억하실런지 모르겠네요!

작년 5월에 유명산 명상단식원으로 갔었는데ㅎㅎ

나름 바쁘게 살다 다이어트에 성공을 하게 되어 이렇게 늦게 나마 후기를 올립니다~

작년, 전 체중이 110kg까지 불었었고 그로 인해 몸도 많이 망가져 있는 상태였습니다. 단식을 시작하기 전에 이런저런 다이어트로 90kg정도까지 감량을 하였어요.

그러던 중 영동단식원에서 효소단식을 체험한 아빠로부터 단식이란 것을 권유받았고, 긴~긴 고민 끝에 해보기로 결심하였습니다!

단식을 하면서 심리적으로 안정도 많이 찾고 생각하는 시간도 많이 갖고, 나를 이기는 시간이 되었습니다.

단식기간 동안 8kg정도 감량을 하였지만 그보다 더 중요한 건 프로그램 참여로 인해 진정한 힐링이 무엇인지 알았고, 몸과 마음 모두를 치유했다는 것입니다. 부정적인 마인드와 내성적인 성격을 소유한 저로써는 모르는 사람들과 한방을 쓰고 1주일동안 세상과 단절된다는 것이 굉장한 스트레스였습니다. 하지만 하루 이틀 지내며 동기 분들에게 좋은 말씀 많이 들으며 점점 나아지기 시작했습니다.

과연 내가 할 수 있을까? 에서 나니까 당연히 할 수 있지! 라고 마인드컨트롤 할 수 있게 되었고, '남을 의식하는 나에서 나부터 생각하는 나'로 변화하였습니다.

고작 1주일로 뭐가 많이 변하겠냐고 생각하실 수도 있겠지만 나 홀로 나와 싸우며 얻어낸 결과이기 때문에 그 어느 것보다도 귀중한 변화라고 생각합니다. 물론 다이어트적으론 보식실패로 효과를 보진 못했지만 몸과 마음치유로도 충분히 값졌습니다.

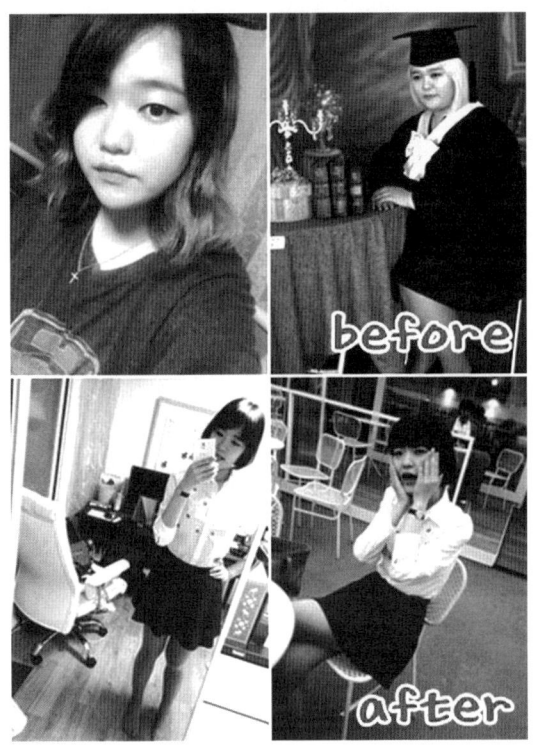

그보다 더 중요한 건!!

단식으로 생긴 자신감으로 현재 전 총 60kg을 감량해 51kg인 지극히 정상적인, 남이 보면 말랐다고 할 정도로 다이어트에 성공하였습니다!

단식이 끝난 후 보식단계에서 어쩔 수 없는 약속들로 인해(핑계 아닌 핑계지만…) 실패를 하게 되었지만, 단식도 했는데 이깟 살을 못 뺄까? 로 시작된 또 한 번의 자신과의 싸움으로 인해 결과적으로 1년이 지난 지금 성공을 하였다고 이런 후기를 쓰고 있네요^^

단식을 할까 말까 고민하시는 분들, 저도 단식하기 전에 홈페이지에서 후기를 찾아보며 겁도 먹고 고민도 많이 하게 되었지만 절대적으로 후회하지 않을 만한 결과를 얻었습니다!!

배고픔과 싸우는 건 힘들지 않지만 배고픈 몸으로 프로그램을 참여하는 게 참 힘들었습니다. 하지만 그것을 이겨내고 참을 수 있다는 것을 알게 되었고 생각보다 내가 강하다는 걸 깨닫게 되었습니다.

참으로 좋은 경험이었습니다! 감사합니다!

# 저자의 21일 단식 체험기

||||||||||||||||||||||||||||||||||||||||||||||||||||||||||||||||||||||||||||||||||||||||||||||||

이 내용은 인터넷카페와 제 블로그에 올린 제 21일 단식체험 기입니다. 4만 명을 보유하고 있는 최대의 단식카페에서 엄청난 조회수를 올린 내용이랍니다~

21일 단식을 마치며~~~~

21일 단식을 해 봐야겠다고 마음을 먹고 단식을 시작한 지 벌써 7개월에 가까운 시간이 흘렀다. 이제 단식보다 더 중요하다는 보식까지 잘 마무리가 되었고, 또 단식도 단식 그 자체보다는 단식 이후에 바뀐 습관을 얼마나 잘 지켜나가는 가가 중요하다고 생각한다. 7개월이 지난 지금 단식의 모든 과정이 성공적으로 끝났다고 생각하기에 그동안 쓴 체험기를 정리해서 올린다.

참고로 2012년 단식을 시작했을 때 나는 48세/ 키 176/몸무게 78킬로였는데 21일 단식 이후 최저 63키로(그러니까 15키로 감량)까지 빠졌다가 지금은 68~69키로를 유지하고 있는 상태이다.

21일 단식을 시작하게 된 계기는 단순하다. 직장생활을 한지가 작년으로 20년이 되었기에, 20년을 앞두고 나를 변화시키고자 함이었다. 중소기업이지만 CEO까지 했었는데 어느 순간부터 내가 일을 끌고 가기보다는 일에 끌려가고 있는 나의 모습을 보았다. 또한 내 안에 감사함과 감동의 마음이 약해지고 있는 것을 느낀 후 이제 더는 늦출 수 없다는 내면의 소리를 들었기 때문이다.

어느 정도 안정된 순간에 모든 것을 접고 내려놓기란 참 쉬운 일은 아니었다. 회사 여건도 있는데 CEO까지 한 사람이 너무 무책임한 것은 아닐까? 맞서 싸워야 하는데 힘들다고 현실도피하는 게 아닐까? 미래에 대한 불안 등등…

오랫동안 많은 고뇌의 시간을 가졌지만 더 이상 늦추어서는 안 되겠다는 결심을 하고 일단 선택을 하기로 했다. 결정적으로는 나를 움직이게 한 것은 과연 '내가 지금 행복한가?' 라는 질문이었고 내가 지금 행복하지 않은데 남을 행복하게 해 줄 수는 없다는 결론이 내려졌다 그리고 내 인생이기에 남을 의식하는 '착한 콤플렉스'에 빠지기보다는 때로 나 자신을 위해 이기적일 필요가 있다고 판단했다.

40년을 산 독수리가 새로운 탄생을 위해 자신의 털과 발톱을 뽑고 부리를 깨뜨려 고통의 시간을 보낸 다음, 앞으로의 40년을 위한 새로운 탄생을 한다는 말도 자극이 되었다.

어쨌든 3개월 휴직을 신청했고, 단식에 들어가기로 했다. 단식의 효과에 대해서는 전부터 알고 있었다. 그래서 매년 주기적으로 단식을 해오고 있긴 했지만 막상 21일 단식을 해야겠다는 결심을 하니 과연 내가 해낼 수 있을까? 하는 의구심과 더불어 나이도 있는데 혹시 잘못되면 어떡하지? 하는 두려움도 앞섰다.

주변에서도 왜 군이 생수단식 21일을 하느냐? 효소를 먹어가면서 해라 등등 많은 반대의 소리가 들려왔다. 그러나 그 정도의 비움 없이 어떻게 변화가 되겠는가? 정말 나이가 더 든다면 시도조차 해 볼 수 없을 거라는 생각이 들어서 과감하게 나와의 싸움을 시작했다.

일을 그만둔 처음 한 달은 그동안 밀렸던 일도 하고 여행도 다녀오고 하니, 금방 지나가 버렸다. 단식을 어디서 할 것인가? 장소도 중요하기에 그동안 짧은 단식을 하면서 여러 곳 다녀 본 경험을 살려 유명산에 있는 명상단식원을 선택했다. 일단 여건이 좋다. 서울서 가까운데다 물이 많고 공기도 맑아 나에게 잘 맞았고, 경험해 본 바로 다른 곳보다 프로그램이 알차고 전문가

단식! 한번 해 볼까?

적인 느낌이 나서 단식 후 보식기간까지 한 달여 시간을 머무르기로 작정을 하고 예약을 했다.

단식을 시작하기 1주일 전부터 감식에 들어갔다. 자극적인 음식을 피하고, 수/목 2끼, 금요일 한 끼, 드디어 토요일부터 단식을 시작했다. 생수를 하루에 2리터 이상 마시고, 죽염 그리고 부족한 비타민C 보충을 위한 감잎차만으로 21일을 보내야만 한다.

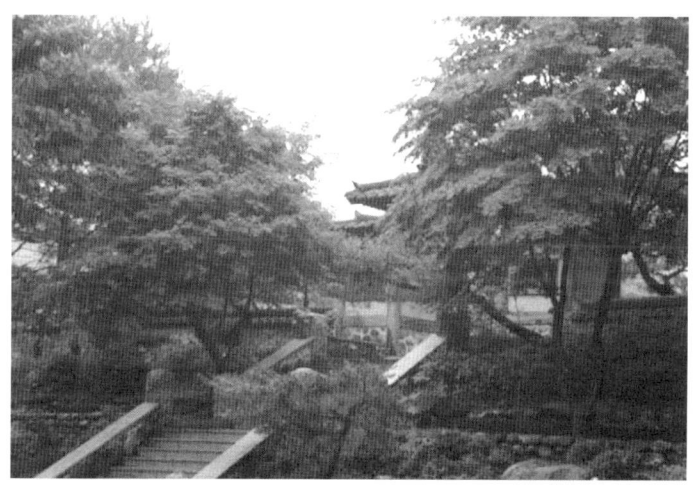

유명산 전경

첫째 날

일단 첫날은 그래도 견딜 만하다. 집에서 10시쯤 출발해서 유명산에 있는 단식원에 도착했다. 역시 첫 만남은 어색하다. 전에 와본 곳이지만 오랜만에 다시 오니 장소도 어색하고, 단식을 지도하는 지도자들과도 안면은 있지만 데면데면하고, 지도사범님께 얘기를 하고 방을 배정받았다. 211호! 이 방이 내가 26일 동안 생활해야 할 장소다!

　예전 모텔을 개조한 것이라 형태는 모텔형태였는데 방은 깨끗하다. 짐을 놓고 옆에 유명산 휴양림에 갔다. 마침 2시부터 휴양림에서 숲해설가가 진행하는 숲 해설시간이라 참가를 했는데 예전에 듣긴 했지만 들을 때마다 새롭다. 해설을 듣고 나서 책을 좀 보며 쉬다가 숲 산책길을 걷기로 했다. 산책길(숲 체험길)을 도는데 참 넓고 좋다. 곳곳에 물이 흐르고, 특히 박쥐소에는 엄청나게 많은 맑은 물이 흐른다.

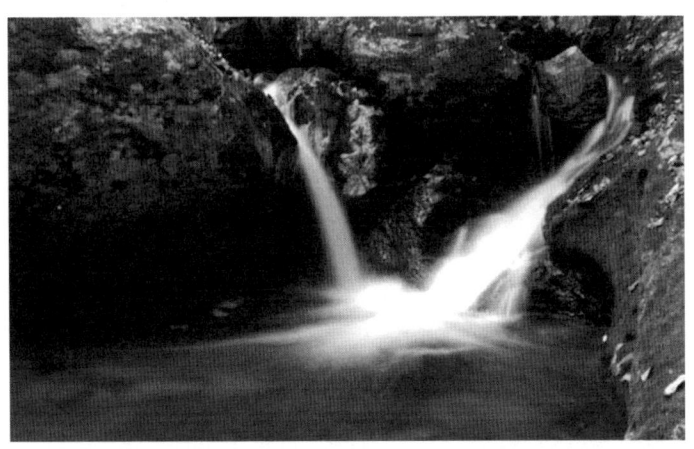

박쥐소

　　　　　　　　　　　　　　　　　　단식! 한번 해 볼까?

호흡을 깊게 하면서 천천히 2시간가량 걸었는데 좋다. 첫날이다 서두르지 말고 여유 있게 하자~~ 그래도 예전에 배웠던 호흡과 함께 하니 기분도 좋고 그리 힘들지 않다. 내일과 특히 모레부터가 고비일 것 같은데 그래도 오늘은 무난하다. 내일은 유명산 정상을 가봐야지.

21일 중 첫째 날 끝~~

단식 2일째

아침에 일어나니 상쾌하고 가뿐하다. 감식을 잘 해서인지 아님 21일이다 보니 마음을 단단히 먹고 해서 그런지 예전에 단식했던 것에 비해 그리 힘들지 않은 것 같다. 예전에 할 때는 허리 아프고, 머리 아프고, 어깨가 빠질 듯이 아팠던 것이 공통적인 증상인데 이번에는 그런 것이 없이 가뿐하다. 일어나서 책을 좀 보다가 단식원 마당에 나가서 풋샵 30개, 윗몸일으키기 50개, 그리고 체조를 했다.

졸려서 잠깐 자고 유명산에 가기로 했다. 유명산에는 두 가지 코스가 있는데 계곡으로 올라가는 코스는 정상까지 4킬로란다. 야 이거 시간이 꽤 걸리겠다! 그래도 처음 시작이니 계곡코스로 올라가보기로 했다.

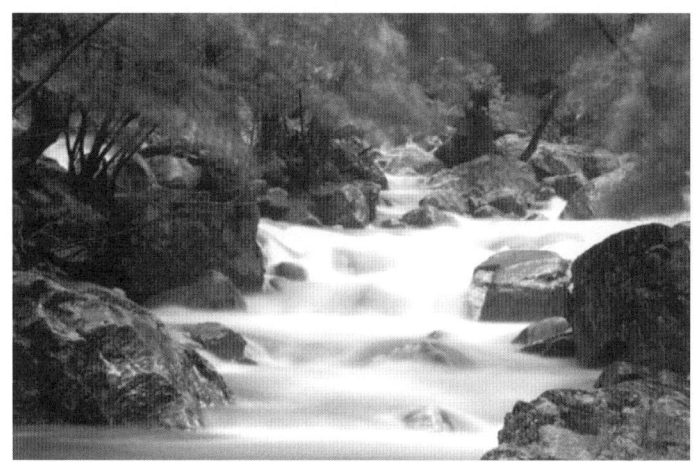

유명산 계곡

　유명산 계곡에 물이 엄청나다. 백담사 못지않다. 가도 가도 계곡이 끝이 안 난다. 2.7킬로를 계속 계곡 따라 걸었다. 한 시간 반가량을 걸으니 이제 오르막길이 나온다. 계속 오르막이라 쉽지는 않다. 숨이 평소보다 가쁜데다가 땀이 많이 난다. 중간중간에 쉬는데 쉴 때마다 요놈의 모기들이 와서 문다. 그래서 잠깐씩만 쉬다가 올라가는데 힘들다.

　에효. 드디어 정상에 도착. 시간은 6시경. 쉬엄쉬엄 오다 보니 올라오는데 만 2시간 정도 걸린 거 같다. 정상에 오니 와우!! 경치 좋다. 한참을 앉아 있었다. 주변에 보이는 산들과 맑은 하늘… 깨끗한 솜처럼 맑은 구름… 산들산들 부는 상쾌한 바람. 정말 가슴이 확 트인다…

　　　　　　　　　　　　　　　　　　　단식! 한번 해 볼까?

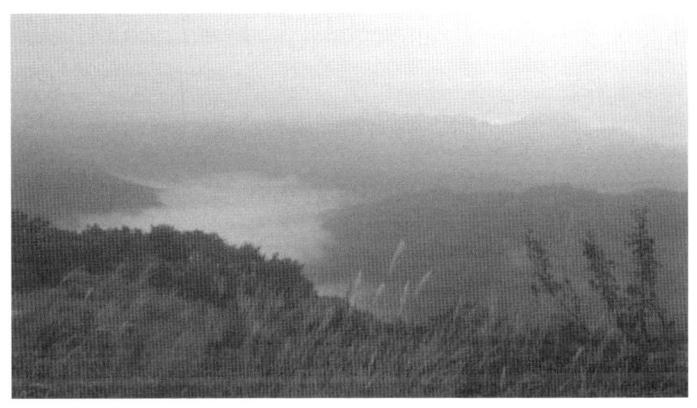

금방 어둑해져서 하산. 계곡길이 아닌 다른 코스인 주차장으로 가는 길인데 여긴 그냥 가파르기만 하다. 내려오다 보니 오른쪽 고관절이 아파온다. 좀 무리해서 그런가? 살짝 걱정이 된다. 아프면 잠시 쉬고, 또 쉬고 이렇게 내려온다. 의외로 시간이 많이 걸리는데 내일 또 올 수 있을까? 좀 무리가 되는데 하는 걱정도 된다. 내려오니 7시… 그럭저럭 4시간 정도 소요된 것 같다.

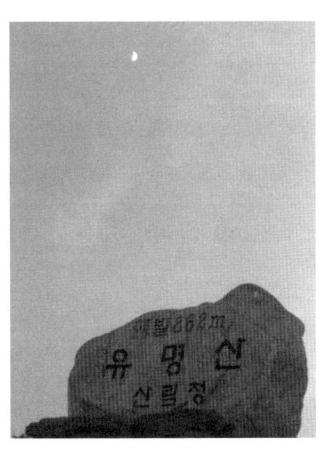

집에 와서 씻는데 뻐근하면서 몸에 열이 안 내려 간다. 무리를 했나? 좀 걱정이 되기도 한다. 그리고 소금을 먹어줘야 장운동이 된다는데? 어깨가 좀 뻐근한데? 등 오만가지 생각이 머릿속을 맴돈다.

김용옥교수의 '논어'강좌 영상을 보고 10시쯤 잠자리에….

단식 3일째…

밤 12:20분에 눈이 뜨인다. 평소 11시 넘어서 자다가, 조금 일찍 자서 그런가? 잠이 안 와서 1시간가량 책을 봤다. 그리고 다시 잠 속으로 콜~~

아침 6:30분이다. 아침에 어깨가 뻐근하긴 해도 견딜 만하다. 오전에 예전에 보았던 조정래의 '아리랑' 책을 다시 펼쳐보면서 야외에서 체조, 풋샵, 윗몸일으키기를 했다.

확실히 오늘은 힘이 좀 달리는 것 같다. 윗몸일으키기를 40개 밖에 못했다. 마침 원장님이 지나가는 참이어서 불러서 이것저것 물어보았다. 죽염 작은 것을 사고 관장기를 받아서 관장을 했다. 관장은 오래 전에 해봤고 그때는 도와주는 사람이 있었는데 혼자 하니 어수선하다. 15분간 참으라고 했는데 10분 지나니 참기 어렵다. 화장실 가니 숙변인지 좍좍 나온다. 숙변인지는 모르겠는데 냄새가 좀 독하게 난다. 두 번 쏟아냈다.

오후에는 산책을 갔다. 등산은 무리인 것 같아 2시간가량 산책길을 걸었다. 첫날 한번 갔던 길이라 그런지 훨씬 쉽게 걸었

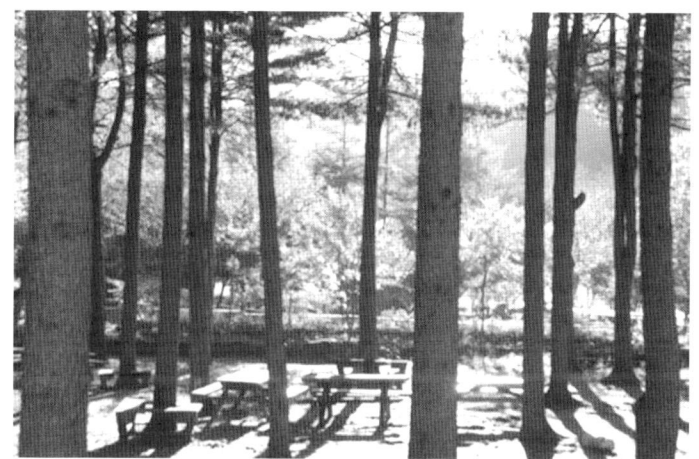
유명산 휴양림 잣나무 숲

다. 중간 중간 먹고 싶은 게 생각날 때는 괴로웠지만 재빨리 다른 곳으로 의식을 돌리면서 호흡을 하니 괜찮다. 목은 오늘 아침부터 계속 부은 것 같이 따끔거린다. 내일 되면 나아지려나? 냉온수욕도 3번 했다. 이제 풍욕을 해봐야겠다.

3일째가 되니 힘이 좀 떨어진 느낌이 든다. 살은 아직 그대로인 것 같구 ㅠㅠ

단식 4일째…
아침에 일어나니 오늘은 몸이 묵직하다. 약간의 현기증도 있다 ㅠㅠ 창을 여니 맑고 신선한 공기가 쏟아져 들어온다. 물소리, 새소리, 까악까악 까마귀 우는 소리마저도 정겹다. 단식 4일째라 그런지 앉아 있는데 숨이 좀 가쁘다. 명치끝 쪽이 막혀서 호흡이 아래로 내려가지 않는다. 물을 한 모금 마셨는데도 막힌 듯 숨쉬기가 곤란하다. 명치 쪽을 두들기기도 계속하는데 잘 안 풀린다.

법정스님의 '아름다운 마무리' 책을 들었다. 불일암 뒤에 암자를 짓고 17년. 강원도 산골짜기에서 혼자 17년을 지내셨단다. 책은 특별한 내용보다는 자신의 삶을 잔잔하게 쓰신 것인데 헨리 소로우의 '월든'을 연상케 한다.

야외로 가서 풋샵 윗몸일으키기를 했다. 왠지 몸이 더 무거운 것 같다. 누군가가 카톡으로 보내준 이문세의 '나는 행복한 사람' 노래를 들었다. 참 좋고 힘이 난다. 좋은 음악은 역시 힘을 주나 보다.

단식 4일차 끝….


단식 6일차…

오늘은 어제와 달리 화창한 날씨다. 맑고 깨끗한 햇볕을 받은 나뭇잎들이 바람에 따라 살랑거린다. 날은 벌써 추워졌다. 문을 열어 놓으면 으슬으슬한 느낌마저 든다. 정말 가을이 오는 듯. 아침에 일어나니 컨디션은 더할 나위 없이 좋다.

그런데, 허리가 아프다ㅜㅜ 깜짝깜짝 놀랄 정도로 허리가 묵직하다. 윗몸일으키기를 무리하게 해서 그런 건지? 아님 단식에서 일어나는 원래 증상인지? 좀 신경이 쓰인다. 윗몸일으키기를 좀 쉬어볼까? 하는 생각도 든다.

오늘은 중미산으로 올라가다 소나무 아래 좋은 쉼터가 있어서 그곳에 앉아서 법정스님의 아름다운 마무리를 꺼내들었다. 읽던 중, 헨리 데이빗 소로우에 대한 얘기가 나온다.

호수의 북쪽에 150여 년 전에 소로우가 살았던 오두막의 터가 돌무더기 곁에 있다. 거기 널판지에는 이런 글이 새겨져 있다.

"내가 숲속으로 들어간 것은 인생을 한번 내 식대로 살아 보기 위해서였다. 즉 삶의 본질적인 문제에 직면하여 인생이 가르치고자 한 것을 내가 배울 수 있는지 알아보고자 해서였다. 그리하여 마침내 죽음에 이르렀을 때 내가 헛된 삶을 살았구나 하고 후회하는 일이 없도록 하기 위해서."

멋지다!! 책을 읽고 산책을 하다 보니 4:30정도 되었다.

단식원에 돌아와서 씻고 풍욕을 했다. 그런데 아까는 그렇게 아팠던 허리가 지금은 멀쩡하다. 어찌된 일인가? 점심때까지도 아팠는데… 산책을 해서 그런가??? 신기하다. 아무튼 내일은 어떨지? 내일까지 기다려 봐야겠다.

앗! 목이 따갑던 것이 이제 괜찮네~~ 근데 저녁에는 입술이 자꾸 마른다. 누우면 감기 걸렸을 때처럼 침이 목에 걸린다…

이것도 한 증상인가?

단식 7일차…

단식 7일째 아침이다. 아침저녁으로 이제는 추워서 창을 닫고 자야 한다. 단식을 하니 손발이 아주 차서, 밤에는 양말을 아예 신고 잔다. 어제는 10:30반에 취침을 했는데 잠을 설쳤다. 단식이 깊어질수록 정신이 맑아져서 그런 가, 잠을 푹 못 잔다.

관장을 하니 정말 지독한 냄새와 함께 염소똥 같은 것이 섞여서 나온다. 이것이 숙변인가 보다!! 허리는 좋아졌는데 목이 쉰 것은 계속 안 풀린다. 언제 풀릴까? 풀리기나 하려나?

윗몸일으키기, 풋샵을 하고 유명산을 올라간다. 에휴, 힘들다. 산길 2킬로는 평소에는 한 시간 만에 올라가는데 쉬엄쉬엄 가니 2시간 30분이 걸렸다.

숙소에 와보니 마침 오늘부터 6박 7일 단식프로그램이 시작되었다. 두 번째 주에는 단식 프로그램이 진행되는 주여서 프로그램에 합류하기로 되어 있어 허겁지겁 참석을 했다. 원장님 강의는 편안하다. 강의가 끝나고 팀장님이 간 사랑에 대한 얘기와 관장법, 된장찜질법, 수련법 – 장운동, 합장합척, 모관운동 등에 대해서 알려주고, 실제 수련을 한다. 10시가 넘어서야 수련일지를 쓰고, 드디어 하루일과가 끝났다. 오늘 힘든 하루였다… 어쨌든 단식 7일차 끝.

단식! 한번 해 볼까?

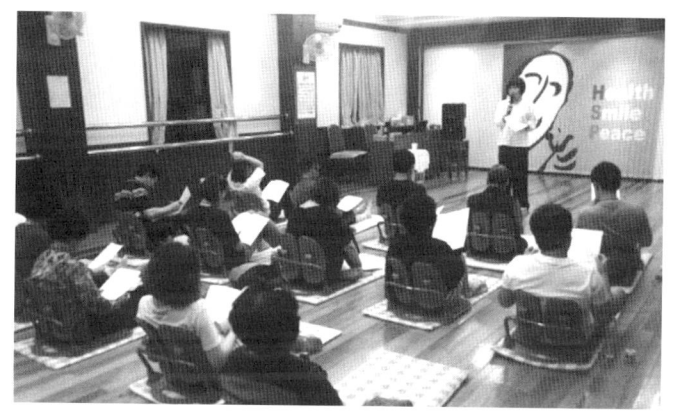

팀장님 단식 강의

단식 8일차…

단식 8일째다. 6시 기상해서 바로 풍욕을 하고, 관장도 하고, 관장을 해도 숙변이 별로 안 나온다. 냉온욕을 6번만 했다.

8:20분 수련장으로 오란다. 가서 체조하고, 호흡명상 수련을 했다.

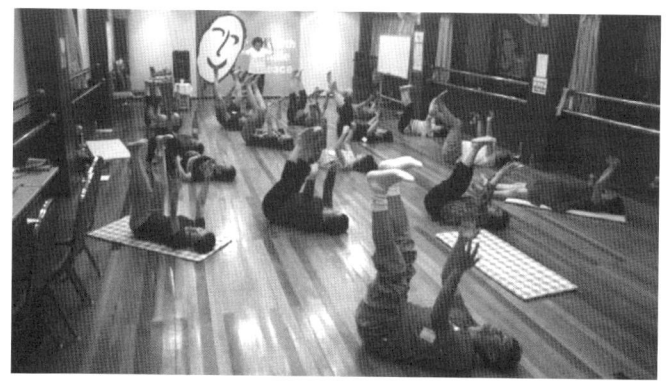

보조요법 수련

관장을 하고 난 후 15분을 참아야 하는데 나는 장이 안 좋은 가? 10분도 못 참겠다. 숙변이 다 빠져 나왔다는 느낌이 안 든다. 안 그래도 어제 머리에 열이 많이 오르고 배가 아픈데 숙변이 다 빠져 나오지 않아서 그런가? 간 정화를 통해 위에서부터 관장을 해야 하나 고민이 된다.

이어서 일라이트 힐링을 했다. 원적외선이 나온다는 황토처럼 생긴 일라이트를 바르고 30분 이후 냉온욕하니 피부가 매끌매끌하다. 여자들이 좋아하겠다. 일라이트만으로 1킬로가 빠질 수 있다는데 한번 재보고 싶다. ㅎㅎ

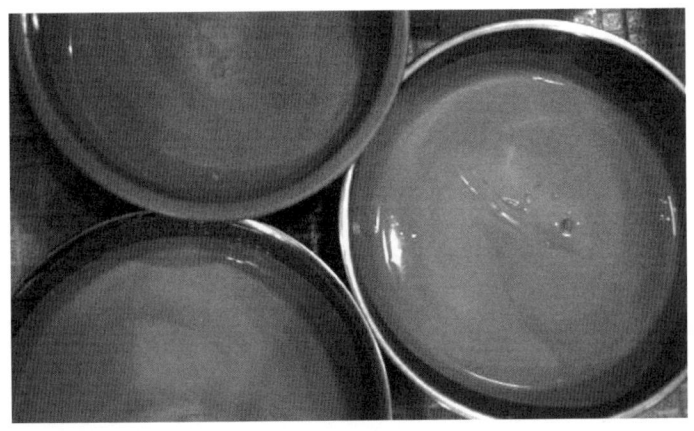
일라이트

오후에는 유명산 등반을 했다. 쉽진 않았지만 그래도 어제보다 훨씬 쉽다. 이상하다… 컨디션이 좋아서인가? 아님 여럿이

단식! 한번 해 볼까?

함께 올라가서 그런가? 어제는 조금만 올라가도 심장이 벌렁거렸는데 오늘은 힘은 들어도 그런 증상은 없다. 대신 입이 쓰다… 감잎차가 오늘은 약을 먹는 것 같고, 맛이 별로다. 정상에서 단체사진을 찍고 일단 다 내려오니 그때서야 어구구! 소리가 난다. 힘들기는 하다.

그런데 오늘은 유달리 하루 종일 한 가지가 먹고 싶은 생각이 든다. 예전에 먹었던 뽕나무잎을 깻잎처럼 절인 것인데 이것에 현미밥에 싸서 한입ㅎㅎ, 이게 왜 계속 생각날까? 산을 오르면서 떨어진 나뭇잎이 물에 젖어 있는 것이 계속 보이니 생김새가 비슷해서 생각이 나는 것 같다.ㅠ

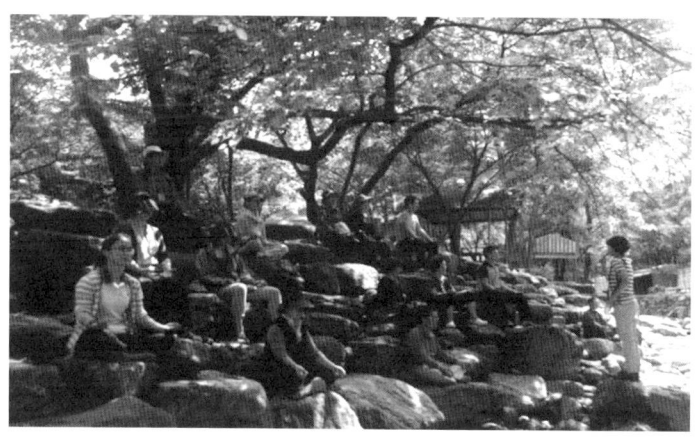

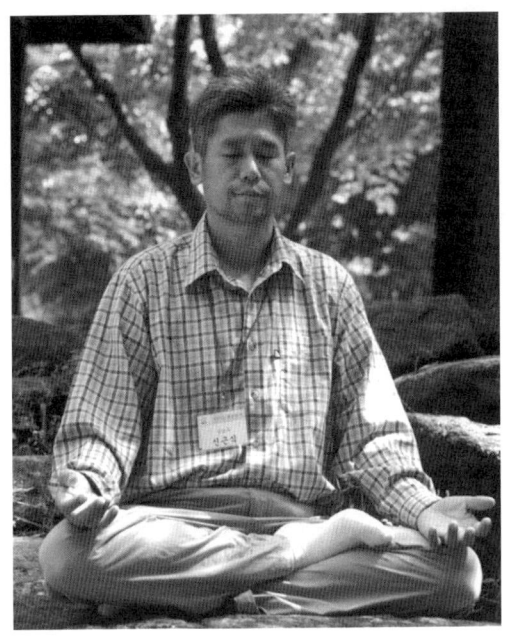

계곡 명상 중

오늘 간 정화를 한번 해봐야겠다는 생각이 들어 신청을 했다. 간정화차를 한번 마시고, 화장실 두 번 들락날락. 특별히 나오는 것은 없다, 물만~

저녁에는 사범님이 장을 마사지를 해주셨는데 에구! 안 아픈 데가 없다.ㅠㅠ

배가 가스가 차 있는지?? 어쨌든 마사지 덕분인지, 간정화차 덕분인지, 그동안 머리에 있던 열이 거짓말처럼 내려갔다. 신기해~~

단식 9일차…

새벽에 속이 니글거려서 토가 나올 것 같아서 화장실에 갔다. 물만 나온다. 4~5번 정도 간 것 같다. 간정화차를 한 컵 마시고 풍욕이 끝나자마자 독소제거에 효과가 짱! 이라는 된장찜질에 들어간다. 아랫배가 따뜻한 게 기분이 좋다.

된장찜질 끝나고 오후 산책인데 남자들은 멀쩡한데 여자들 중에서 힘들어서 하는 사람들이 나온다. 나이 드신 분들은 등산도 잘하고 괜찮은데 오히려 젊은 여자 분들이 더 힘들어한다.

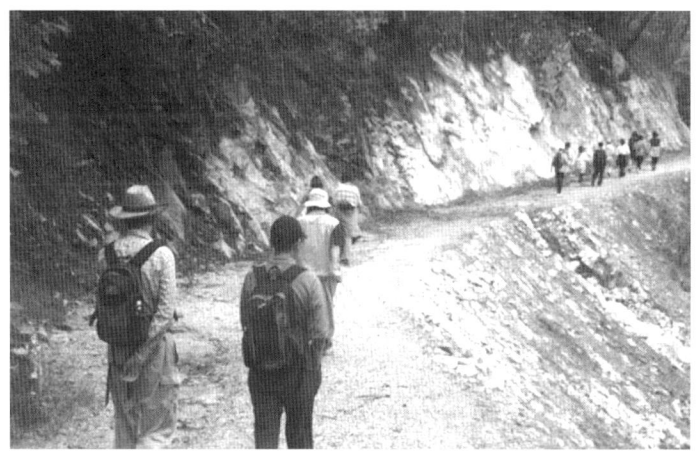

산책중

저녁시간은 마음보기 명상시간이다. 소리명상을 하고 나니 가슴이 따뜻하면서 숨통이 트이면서 편안해진다. 역시 가슴이 열려야 편안해진다.

어제, 그제는 잠을 자는 중간에 계속 잠이 깨어서 잠자기가 힘들었는데 오늘은 좀 편히 자지 않을까? 기대해 본다.

9일차 끝….


단식 11일차…

11일차 아침! 오늘도 맑은 아침이다. 상쾌하고 서늘한 아침공기를 맞으며 풍욕을 했다. 오늘은 명치끝이 막히지도 않고 호흡이 편안하다. 어제도 잠을 설치기는 마찬가지였다. 잠들기가 쉽지 않다. 그런데 며칠 전부터 손발이 시린 것이 사라졌다. 몸의 변화가 천변만화하고 신기하기만 하다.

2차 된장찜질을 하고 있다. 오래 누워 있으니 허리가 뻐근하다. 사범님이 얼굴팩도 해준다. 관장을 할 때 이번에는 물구나무서듯이 해서 장운동을 했더니, 오히려 어제보다 숙변이 좀 더 많이 나온다. 이제 관장을 매일 할 것이 아니라 이삼일 마다 한 번씩 해야겠다.

오후 야외산책.

약간 어지러운 게 어제와는 다르다. 약간 걱정이 되기도 하는데 그래도 크게 지장은 없는 것 같다.

산책 후에 호흡수련… 보조요법수련은 힘들지만 몸이 풀린다. 기분이 좋다. 다른 단식생들은 보식 첫날이라 잣죽을 먹고 있다

~ 맛있겠다~

교육생들 가고 나면 또 나 혼자만의 시간인데 걱정되기도 한
다. 어쨌든 21일 중 1/2을 무사히 넘긴 나 자신에게 격려와 칭찬
을 보내며…

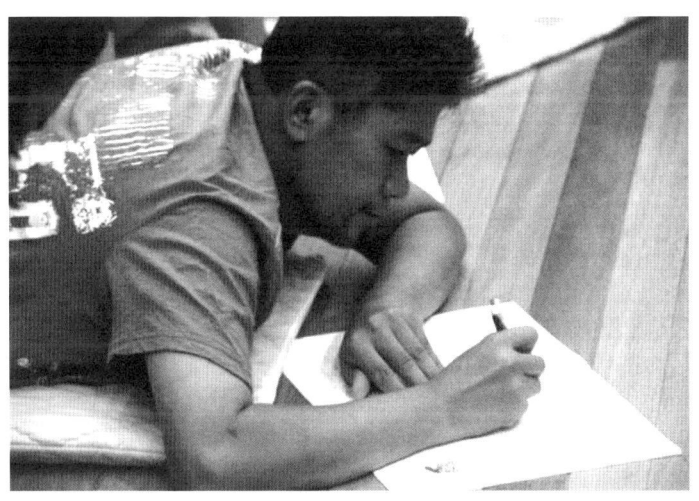

일지를 쓰면서 오늘 하루 마무리…


단식 12일차…

일과는 똑같이 6시 풍욕. 7시 냉온욕…

오전에 '뇌에 좋은 음식' 영상을 시청했다. 먹는 것의 중요성인
데, 먹는 것에 의해 어떻게 인성이 바뀌는 가에 대한 부분이었
다. 먹는 게 역시 중요해!!

그리고 마음보기 명상. 이렇게 굶어도 힘이 난다는 것이 참 신기하다. 오늘로 단식이 12일 째인데 그렇게 배고픈 줄 모르겠다. 단지 음식이나 음식 먹는 것을 보면 군침이 도는 것 외에는 음식생각이 없는 게 신기하다. 몸의 컨디션도 한 끼 굶은 것처럼 괜찮다.

오후에 산행 2시간을 했다. 역시 호흡을 하면서 아랫배에 집중하고 걸으니 훨씬 낫다. 밤에 사범님들이 캠프파이어를 준비해 놓아서 참석을 했다. 저녁인데다 불을 피워 놓으니 분위기가 잡힌다.

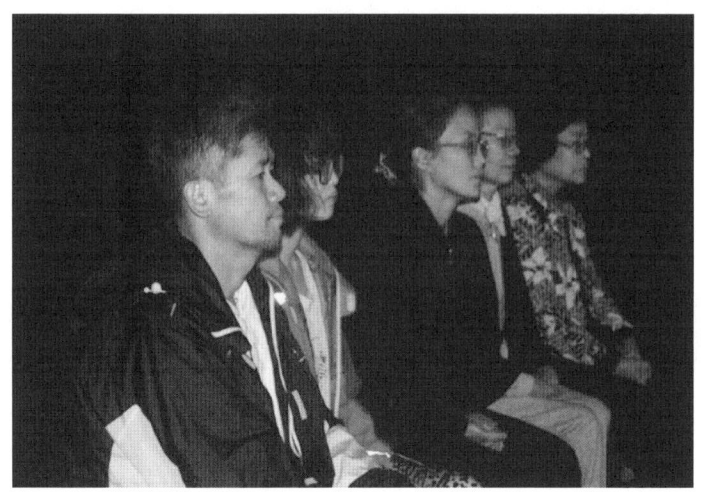

단식! 한번 해 볼까?

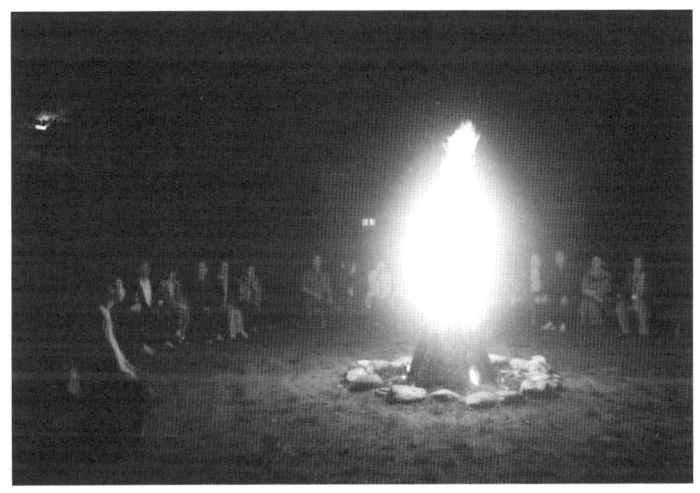
캠프 화이어

일지 쓰고, 체험기 쓰기.

12일차 오늘도 무사히ㅎ

단식 13일차…

13일차 아침이 밝았다. 날은 흐림. 역시 6시 풍욕을 하고 7시에 가벼운 산책. 어젯밤에 목에서 냄새가 올라오긴 했지만 지금은 괜찮다. 컨디션도 양호… 밤에 잠을 푹 자면 좋을 텐데 잠을 계속 깨고, 목이 따끔거려서 자기 전에는 침 삼키기가 힘들다.

마지막 보식으로 6박 7일의 일정을 마무리하고 단식생들이 퇴소를 했다. 같이 할 때는 훨씬 쉬웠는데, 이제부터는 또 나 혼자만의 시간이고 나와의 싸움이다. 오후에는 컴퓨터를 좀 보다가 '사나사'에 갔다가 숙소로 돌아왔다. 어제부터 아랫배에 계속 가스가 찬다. 관장을 안 해서 그런가? 내일은 관장을 아침에 해야겠다. 13일차 끝…

단식 16일차…

16일차 아침이 밝았다. 역시나 어제 밤에도 1시쯤 잠이 깬다. 에라 모르겠다. 일어나서 '마음의 역사' 책을 마저 읽었다. 한참 읽다 보니 잠이 와서 그냥 잤는데 좀 편하게 잔 것 같다. 오늘 아침에는 몸이 가볍다.

6시 기상해서 풍욕을 하고 오늘은 맨발로 가보자 해서 맨발로 산책을 했다. 그런데 신기한 것은 단식 2일째는 다니는 것이 무기력하고 힘들었는데, 오늘은 말짱하다. 이렇게 오래 굶었는데도 몸과 맘이 정화되니 오히려 힘이 난다. 신기한 경험이다.

오후에는 메가마트에 가서 차량에 필요한 몇 가지와 등산용 스틱도 샀다. 역시 마트는 먹을 게 많다, 시식용 코너에 돈가스 튀기는 냄새, 파인애플의 향긋한 냄새 등 깊게 호흡을 하면서 들이마셨다. 이미 먹었다고, 생각하면서ㅎㅎ…. 맛있는 냄새만으로도 기분이 좋아진다. 목에서 피 냄새 비슷한 게 올라 오기에 뱉었더니 약간 불그스름하고 냄새가 난다. 예전에도 그러더니… 그런데 한번 뱉고 나니 냄새가 안 난다. 내일도 상황을 봐

단식! 한번 해 볼까?

서 관장을 한 번 더 하던지 해야겠다.

단식 17일차…
오늘은 일어나니 7시다. 가볍게 스트레칭을 하고 풋샵 25개, 윗몸일으키기 60개, 앉았다 일어서기 100회를 한 다음 냉수욕을 했다. 오늘은 다른 날과 차이는 없는데 약간 어지러운 증상이 있다. 물을 안 마시면 속에서 비릿한 것이 좀 올라오는 경향이 있다. 지금 밖에는 태풍이 몰아치니 나갈 수가 없다. 책을 보기도 하고, 감잎차 한잔 마시며 잠시 묵상을 하기도 했다.

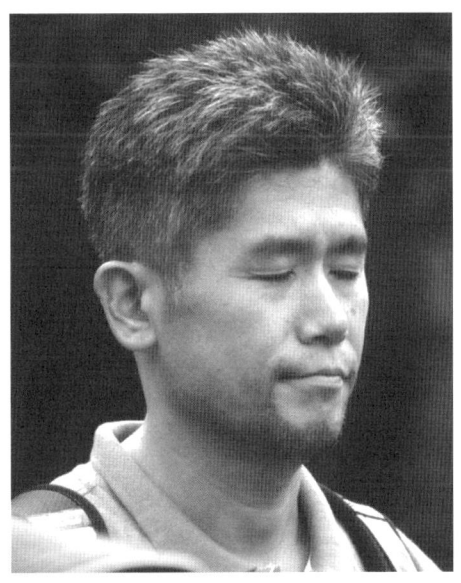

묵상

'마음의 역사'를 계속 읽다가 5시가 되니 비는 오는데 바람이 잠잠해서 차를 타고 백암천에 목욕을 하러 갔다. 가서 목욕하고 (냉온욕), 온천수도 저번에 마셔보니 약간 유황냄새가 나긴 해도 몸에서 받는 것 같아서 물병에 가득 채웠다. 어쨌든 몸에 좋다니… 숙소에 도착하니 9시다. 17일차 끝 ㅎㅎ

단식 20일차…
(목) 맑음. 20일차 아침이 밝았다. 창밖에는 안개가 가득 끼여 있다. 요즘은 밤에 잠을 잘 잔다. 아침까지 깨지 않고 자는 편이다. 아침 컨디션이 괜찮다. 단식이 지날수록 몸이 가벼워지고 오히려 힘이 생기는 느낌이 들기도 한다.

단식 3~4일 동안은 산을 타는 것이 힘들었는데 오히려 요즘은 더 쉬워진 느낌이다. 그리고 산을 탈 때는 입이 써서 물이 잘 안 먹히기는 하지만 산을 타고나면 컨디션이 더 좋은 느낌이다. 풍욕을 하면서 명치와 배꼽 주위를 많이 두들겼다. 그러고 나니 명치와 아랫배가 훨씬 편안하다.

윗몸일으키기와 풋샵. 오늘은 쉽다. 잠깐 침대에 누워서 데이빗 소로우의 '월든'을 다시 꺼내서 본다.

오늘은 어비산 정상에 올랐다가 유명산 계곡 쪽으로 내려간다. 체력적으로 크게 힘들지는 않지만, 가장 문제는 자꾸 목에서 약간의 (피)비린내 비슷한 것이 계속 올라온다는 것이다. 기분도 안 좋고 가뜩이나 단식해서 비위가 약한데 좀 역겹다. 걱정도 되고, 이게 가장 문제인 것 같다. 그리고 이것 때문인지 목이 자꾸 잠긴다. 이것만 없어도 살만 할 터인데, 숙소에 오니 7시다. 에구 6시간을 걸었나 보다. 숙소에 오니 피곤하긴 하다. 오른쪽 발목도 약간 시큰거린다… 냉온욕하니 피로가 풀린다. 오늘 하루 끝 ㅎㅎ

단식 21일차…

맑음. 드디어 마지막 날이다. 처음 시작할 때는 과연 21일이 올까? 할 수 있을까? 하는 생각이 들었는데 벌써 21일이 지났다. 오늘도 컨디션은 좋다. 이런 컨디션이라면 단식을 계속 해도 될 듯싶다. 역시 아침은 풍욕과 명상으로 시작했다. 아침에 물을 먹지 않고 수련을 하니 오히려 더 잘되는 듯싶다. 어쩌면 산을 탈 때 물을 많이 먹다 보니 배에 가스가 차는 것은 아닐까? 하는 생각이 든다. 평소에도 물을 많이 마시면 몸이 차져서 그런지 속이 좋지 않았었다. 그런데 단식하면서 물을 안 마실 수도 없고!!! 음!! 내일 보식이 시작되면 물을 좀 줄여봐야겠다.

컴퓨터에 그동안 모아둔 동영상들이 엄청나다. 바쁘다는 핑계로 여유 없다는 핑계로 쌓아두기만 했는데, 보면서 정리하는 재미가 쏠쏠하다. 이런 기회가 아니면 정말 언제 할 것인가?

12:00 야외로 나가서 체조를 좀 했다.

21일을 굶어도 2~3일째보다 더 에너지가 나는 게 신기하다. 다만 약간 어지러운 현기증 증세가 있다. 청평휴양림으로 출발 4시에 도착했는데, 서부전망대까지 올라갔다가 내려왔다.

21일 단식 마지막 인증샷 한 컷!! 수염을 안 깎은 터라 사진에 나온 내 모습이 시골노인 같다 ㅎㅎ

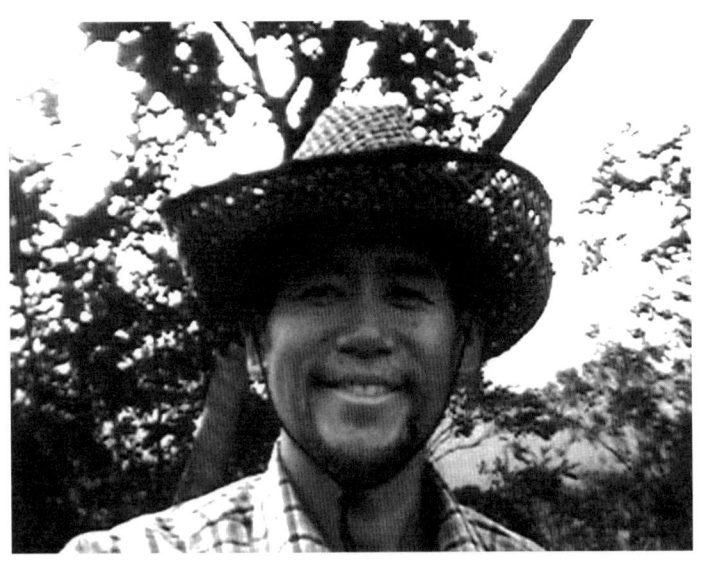

휴양림에서 내려와서 오늘 마지막 날이니 나에게 보상을 주기로 했다.

백암온천ㅎㅎ

단식! 한번 해 볼까?

냉온욕을 하고 숙소로 돌아왔다. 저녁 9시다.

사범님에게 보식을 중요성에 대해서 간단히 들었다. 21일 동안 굶었으니 정말 조심해야 한단다. 보식을 생식으로 하려고 하는데 생식을 한 포 다 먹지 말고 티스푼으로 한 숟갈 정도씩… 그래서 생식 한포를 이틀에 먹는다는 느낌으로 하라고 한다. 그리고 뭘 먹으면 가스가 찰 수도 있으니 조금이라고 먹은 후에는 운동을 해서 풀라고 한다. 보식도 걱정이긴 한데 잘 해야지…드디어 21일 차 단식 끝 ㅎㅎㅎ

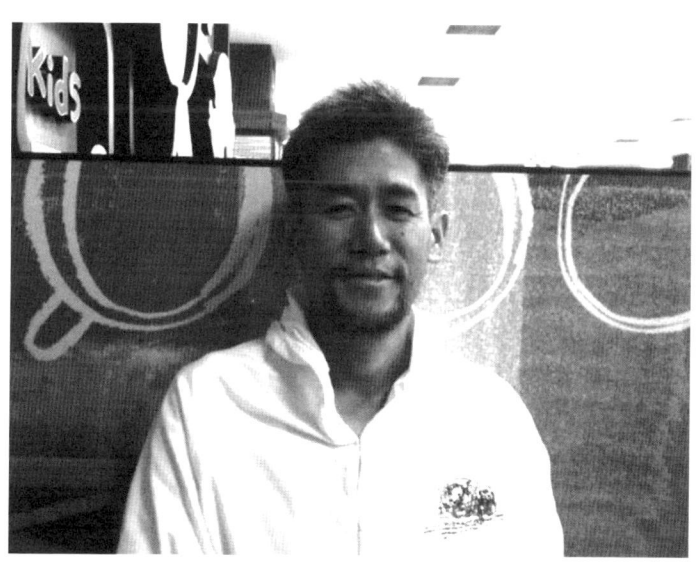

21일 단식을 끝내며

21일 단식을 끝내며…

막상 21일이 끝나고 나니 시원섭섭하기도 하다. 몸무게는 65.2킬로. 최고 85킬로까지도 갔었는데ㅠ 78킬로로 시작했으니 무려 13키로가 빠졌다. 젊은 시절에 68킬로였으니…

거울을 보니 좀 앙상하고 안쓰럽다.

나는 왜 이 단식을 시작했는가? 뭔가 계기가 필요하기도 했다. 20년을 직장생활을 하면서 언제부터인가 쫓기는 나를 보았다. 그냥 하루하루 끌려가는 나의 모습에서 탈피하고 싶었다. 뭔가 구체적으로 해야겠다는 생각을 한 것도 아니었다. 단지 더 나이 들기 전에, 더 늦기 전에, 뭔가 변화를 주고 싶어서 선택을 한 것이다. 그런 면에서 이 단식은 좋은 계기가 되었다.

어떤 이들은 40일 단식도 하는데 뭐 21일 한 것 가지고 그럴까? 할지 몰라도 나에게는 큰 의미가 있었다.

단식을 하면서 얻은 것은 자신감인 것 같다. 아! 나도 할 수 있구나, 가능하구나 하는 것, 그리고 아직 부족하기는 하지만 많이 비웠던 것 같다. 정말 내가 어떤 욕심 속에서 살았구나. 기본의 삶에서 너무나 멀어져 있었구나 하는 것을 알았다.

내 인생에서 이런 기회가 과연 또 다시 올 것인가? 단식을 하면서 느낀 것은 단식이 처음 생각처럼 그렇게 어렵지만은 않았다는 것이다. 사실 40일도 이대로 가면 가능할 듯싶었으나 꼭 그것을 하는 것이 의미가 있는 것은 아닌 듯하다. 21일 단식은 이제 단지 한 고비 넘긴 것뿐이다. 더 중요한 것은 지금부터다. 보식이 중요하듯 이 앞으로 주어진 소중한 한 달 동안 나의 앞길을 고민해 봐야겠다. 그리고 단식을 계기로 나의 삶의 패턴을 바꾸어 나가야 할 것이다.

변화의 가장 시작은 먹는 것부터…. 예전부터 느낀 것이지만 무엇을 먹느냐가 정말 중요한 것 같다. 21일 동안 잘 견뎌낸 나 자신에게 칭찬과 격려, 그리고 사랑을 보낸다. 잘 했어… 사랑해!!

저의 이 체험기는 참고삼아 올린 것입니다. 단식을 21일 한 것은 직장을 쉬고 있던 터에 특별한 목적을 가지고 한 것이기에 일반인들에게 이렇게 장기단식은 권하지는 않습니다. 저는 그동안 단식을 꾸준히 해왔고 단식원이라는 곳에 머물면서 했기에 가능했지만 전문가의 도움 없이 초보자가 직장생활을 하면서 단식을 이렇게 길게 하는 것은 아주 위험한 일일뿐더러 건강적인 부분에서도 크게 도움이 되거나 할 게 없으니 권하지 않습니다. 가끔 인터넷에 15일, 21일 심지어 60일 단식을 했다는 분들도 계신데 일단 신뢰성도 의문시 되는 부분이고, 설령 그렇게 했다 하더라도 아주 위험한 부분입니다.

단식은 누가 좋다고 해서 준비 없이 무작정 따라 해서는 안 되는 것입니다. 그리고 자주 하는 사람들도 절대 자만하면 안 되고 항상 주의해야 할 부분임을 잊지 마시기 바랍니다.

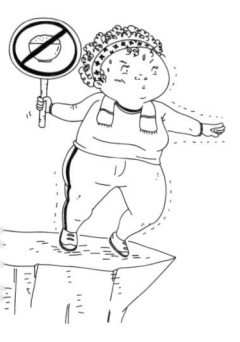

"110세까지 현역이고 싶다!"

올해(2015년) 104세인 히노하라 시게아키(日野原重明) 박사의 말입니다. 그는 지금도 환자를 돌보고 있는 현역의사이며, 일 년에 100회 정도의 강연을 하며, 그의 일정표에는 3년 치 강연일정이 꽉 차 있다고 합니다. 직·간접으로 관여하는 사회단체가 서른 곳이 넘는 그는, 장거리이동은 가끔 휠체어를 이용하지만 아직 건강에 큰 이상은 없다고 합니다. 104세라는 나이가 무색하게 하루 4~5시간씩 자면서 움직일 정도로 바쁘다고 하죠. 또한 그는 젊어서 당뇨 등을 가리켜 '생활습관병'이란 말을 만든 사람인데, 그의 저서 '103세 현역의사 히노하라, 건강과 행복을 말하다'에서 밝힌 건강의 비결은 간단합니다.

"건강한 삶의 비결은 간단합니다. 조금 적게 먹고, 몸을 귀찮게 하는 것만으로도 충분합니다."

아주 간단하면서도 최고의 진리입니다. 이것이 무병장수의 핵

심이기도 하지만 다이어트도 마찬가지입니다.

'먹는 것을 줄이거나, 아니면 먹은 만큼 몸을 움직여서 소화시키는 것!'

이것이 정답인데 생활 속에서 실천하고자 할 때 여러 가지 장애가 있기 때문에 이것을 도와주는 것이 바로 이 책에 나오는 '단식'이라고 할 수 있겠습니다.

저는 이를 실천하는데 가장 큰 장애가 되는 것이 바로 '스트레스'라고 생각합니다. 저 역시 스트레스를 받으면 시쳇말로 한 순간에 멘탈이 붕괴되면서 처음의 의도와 결심을 잊어버리게 됩니다. 담배를 끊었던 사람이 술을 마시게 되면 마음이 흐트러져 다시 담배를 피우게 되는 이치죠. 그래서 가끔은 몸도 마음도 쉴 수 있는 이런 단식이 필요하다고 생각됩니다. 일종의 '버퍼링'이죠. 버퍼링을 통해 재충전을 하는 것입니다.

요즘 대한민국을 가리켜 '분노사회'라고 합니다. 화가 몸속에 꽉 차 있어 작은 것도 참지 못하고, 누가 건드리기만 하면 그냥 폭발해 버리는 것이죠. 인터넷에 보면 조그만 사건만 생겨도 즉각적으로 엄청난 비난과 함께 입에 담기 힘들 만큼 폭력적인 언어들이 올라옵니다. 그리고 요즘 문제가 되는 보복운전 역시 사람들이 마음속에 엄청난 분노와 화를 품고 있다는 방증입니다. 결국은 이런 문제까지 해소가 되어야 자기 자신을 바르게 컨트롤 할 수 있는 것이고 이것이 바로 단식을 하는 이유라고 할 수 있겠죠. 그래서 단식의 가장 중요한 것은 마음입니다. 그냥 단순히 살을 빼겠다는 그 마음으로 시작했을 때는 실패할 수밖에 없습니다. 단식은 단순히 먹는 것을 그치는 것이 아닙니다. 그 사람의 삶을 변화시키는 계기가 되는 것입니다. 체험기에 나왔던 분들의 얘기처럼 삶을 바꾸는 큰 계기가 된다는 것입니다. 그러니 단식을 단순히 살을 빼기 위한 수단으로 접근한다면 단식이나 보식에서 실패할 확률이 상당히 높습니다. 단순히 살을 빼는 문제보다는 음식을 먹는 즐거움의 기쁨이 훨씬 더 크기 때문이죠. 따라서 단식을 통해 몸뿐 아니라 마음의 군살까지도 빼겠다는 마음, 몸뿐 아니라 마음의 노폐물까지 정화하겠다는 마음을 가져야 성공할 확률이 높아집니다.

다들 한번쯤 연초가 되면 운동을 시작한다든지, 외국어학원에 등록했다가 몇 번 하고 그만둔 기억들을 가지고 있을 겁니다. 이는 목표가 명확하지 않았기 때문입니다. 구체적으로 계획하고 그것을 통해 원하는 것이 분명해야 합니다. 그렇지 않고 막연하게 시작하면 대부분 실패하게 되는 법이죠.

구체적으로 무엇 때문에 단식을 하고 싶은가? 그것을 위한 계획을 세밀하게 짜서 시작해야 실패할 확률이 낮아지는 것입니다. 단식을 통해 비웠을 때 기쁨을 아는 사람은 먹을 때의 즐거움을 초월할 수가 있습니다. 그래서 단식의 의미와 효과를 아는 사람은 살을 빼기 위해서가 아니고 진정한 힐링과 휴식을 위해서 단식을 주기적으로 합니다.

또 하나 주의해야 할 것은 단식은 효과도 뛰어나지만 제대로 하지 못하면 부작용도 큽니다. 이 말을 반복하는 이유는 절대 간과해서는 안 되는 중요한 부분이기 때문입니다. 그래서 단식은 항상 주의를 기울여야 하고 자만하면 안 됩니다. 단식을 일상생활 속에서 꾸준히 해오지 않은 상태에서 1주일 이상을 하겠다는 분들은 반드시 전문가의 의견을 듣고 하는 게 좋습니다. 그리고 특별한 목적 없이 건강이나 체중조절을 위해서 하시는 분들은 3~4일 정도 혹은 7일 이내의 단식을 권합니다. 너무 장기간의 단식은 몸에 무리가 가기 때문입니다.

성격이 급한 분들은 가끔 한방에 모든 것을 끝내려고 하는 경향이 있는데, 그것은 부작용을 가져올 수 있습니다. 병원에서 환자가 왔을 때 약을 먹어서 일단 증상이 더 심해지지만 않으면 병이 낫는 시작으로 봅니다. 약 중에서 먹어서 바로 효과가 나는 것은 '마약' 이외에는 없습니다. 마약의 끝은 중독 밖에 없죠.

또한 단식을 만병통치로 생각하는 것도 경계해야 합니다. 그럴 수도 없거니와 한번의 단식으로 모든 것을 끝내겠다는 생각 또한 바람직하지 못합니다. 단식은 내 삶에 변화를 주기 위한 수단입니다. 우리가 삶에 변화를 간절히 원하지만 안되는 이유가 바로 '멈춤'이 없기 때문입니다. 빠르게 달려가면서 방향을 바꾸기는 어렵습니다. 속도를 늦추거나 아니면 '일단 정지' 후에

방향을 바꾸어야 하는 것이죠.

마찬가지로 제대로 된 삶의 변화를 위해서는 '일단정지'가 필요하다는 것인데, 단식은 그것에 아주 적합한 방법입니다. 먹는 것을 멈춤으로써 생각까지도 멈출 수 있기 때문입니다. '같은 행동을 계속 반복하면서 변화하기를 바라는 것'은 어리석은 일입니다. 단식을 변화를 위한 출발점으로 삼겠다는 마음이 필요합니다.

단식은 목욕탕에 가는 것과 같다는 말씀을 드렸습니다. 평소에는 간헐적 단식을 활용하고, 반기나 분기별로 한 번씩 단식을 할 것을 권해드립니다.

예전에 알던 CEO 한 분이 말씀하셨던 기억이 납니다. 그 분은 마라톤을 뛰어 본 사람이 어떤 얘기를 하면 일단 신뢰를 한답니다. 왜냐하면 말이 아니고 실제로 실천을 해보았기 때문에 그런 사람은 생각을 생각으로만 그치는 것이 아니고 실천할 수 있는 행동력이 있기에 믿을 만하다는 것입니다.

그렇다면 저는 단식을 제대로 경험해 본 사람이 하는 말을 일단 믿을 수 있다고 하겠습니다. 물론 여기서 말하는 것은 감식부터 성공적인 보식까지의 제대로 된 단식이죠. 왜냐하면 자신과의 싸움에서 이겨 본 사람이고, 자신의 한계를 넘어봤기 때문에 그런 사람은 원하는 것을 이룰 수 있는 사람이기 때문입니다.

이 책의 탈고가 끝나면서 이번 5박 6일의 단식도 마무리되었습니다. 이번에는 식이섬유 단식을 했기 때문에 단식을 좀 더 쉽게 했던 것 같습니다. 이런 소중한 기회를 가질 수 있음에 감사할 따름입니다. 모쪼록 여러분이 단식을 통해 새로운 세상을 볼 수 있도록 이 책이 많은 도움이 되기를 바라는 마음입니다.

감사합니다.

단식에 관해 궁금한 사항이 있는 분들은 제 블로그 http://blog.naver.com/hhhan3472에 글을 올려 주시거나 hhhan0810@hanmail.net으로 문의해 주세요.

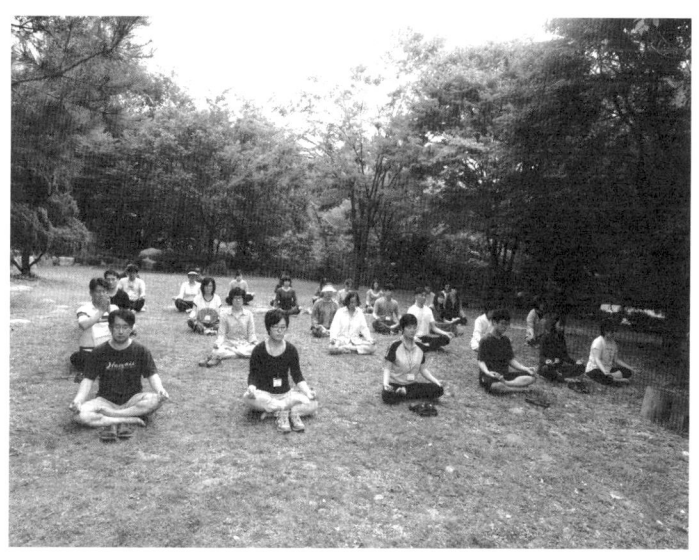

- 강신익(2014) | 살 빠지는 사람은 따로 있다 | 청림라이프
- 김동극(2010) | 김동극식 단식건강법 | 실크로드
- 김소형(2014) | 먹는 습관만 바꿔도 10킬로는 쉽게 빠진다 | 원앤원스타일
- 김수경(2014) | 착한 밥상 | 넥서스BOOKS
- 김수영(2005) | 단식요법이 성기능장애 회복에 미치는 영향 | 경기대학교 대학원 석사학위논문
- 김영길(2015) | 누우면 죽고 걸으면 산다 | 사람과사람
- 김종수(2012a) | 몸이 따뜻하면 건강이 보인다 | 중앙생활사
  (2012b) | 뜨거운 물 단식의 기적 | 정선: 기림
- 김재춘(2013) | 김재춘 교수의 아토피 완치의 길 35가지 | 태안: 자연요법사랑지기
  (2014) | 의사가 필요 없어지는 자연건강법 59가지 | 태안: 자연요법사랑지기
- 김철환 외 5명(1994) | 단식이 인체에 미치는 영향에 관한 연구 | 가정의학회지 | 15(12), pp. 1128–1140.
- 김현정(2012) | 의사는 수술 받지 않는다 | 느리게읽기

- 박희선(2006) | 배꼽호흡 건강혁명 | 서울: 책세상
- 백승헌(2015) | 아침단식 | 서울: 하남출판사
- 오한진(2014) | 마흔의 다이어트는 달라야 한다 | 서울: 중앙북스
- 이상문(1994) | 음양감식 조절법 | 서울: 평단문화사
- 이시형(2010) | 세로토닌하라 | 서울: 중앙북스
  (2012) | 이시형처럼 살아라 | 비타북스
- 이태근(2013) | 하루 한 끼의 기적 | 서울: 정신세계사
  (2015) | 밥상 혁명을 일으켜라 | 전주: 신아출판사
- 임동규(2012) | 내 몸이 최고의 의사다 | 에디터
- 임평모(2005) | 단식이야기 | 인천: 자료원
- 장두석(1997) | 사람을 살리는 생채식 | 서울: 정신세계사
  (2003) | 사람을 살리는 단식 | 서울: 정신세계사
- 장판두(1997) | 암까지 극복할 수 있는 단식과 자연식의 위력 | 서울: 삼영서관
- 전홍준(2013) | 비우고 낮추면 반드시 낫는다 | 에디터
- 조경국(2013) | 간헐적 단식 몸찬패스트처럼 | 고양: 위즈덤하우스
- 조용준(2014) | 간헐적 단식이 신체조성과 체력, 면역력에 미치는 영향 | 용인대학교 교육대학원 석사학위논문
- 최병갑(2008) | 제대로 먹어야 몸이 산다 | 서울: 삼호미디어
- 황의형·김정연(2004) | 야채 효소단식과 생수 단식의 효과 비

교연구 | 한방재활의학과학회지, 14⑵, pp. 119~128.

- 가와시마 아키라 | 이진원 역⑵014⑷ | 의사가 말하는 자연치유력 | 서울: 삼호미디어
- 고오다 미츠오 | 배성권 역⑵009⑼ | 단식요법의 과학 | 서울: 미래지식
- 나구모 요시노리 | 양영철 역⑵012⑵ | 1일 1식 | 고양: 위즈덤하우스
- 마쓰이 지로 | 정은경 역⑵012⑵ | 아침 절대 먹지 마라 | 펜하우스
- 오시마 기요시 | 성기홍 · 황소연 역⑵007⑺ | 걸을수록 뇌가 젊어진다 | 서울: 전나무숲
- 와타나베 쇼 | 김흥국 · 윤승천 공역⑵013⑶ | 니시건강법 | 서울: 건강신문사
- 이시하라 유미 | 김영주 역⑵014⑷ | 아침단식! 암도 완치한다 | 부광
- 이시하라 유미 | 박경옥 역⑵009⑼ | 내 몸을 살리는 하루 단식 | 파주: 살림LIFE
- 하루야마 시게오 | 심정인 역⑴999⑼ | 뇌내혁명 | 서울: 사람과책
- 버나드젠센 | 엄성수 역⑵014⑷ | 더러운 장이 병을 만든다 | 서울: 국일미디어
- 브래드 필론 | 박종윤 역⑵013⑶ | 먹고 단식하고 먹어라 | 서울: 36.5

- 폴씨 브레그 | 김태수 · 윤승천 공역(2006) | 단식: 건강하게 오래 사는 법 | 서울: 건강신문사

- Hamilton, R. D.(2010) | How your mind can heal your body | 장현갑 · 김미옥 공역(2012) | 마음이 몸을 치료한다 | 서울: 불광출판사

- Langer, J. E.(2014) | Mindfulness | 이양원 역(2015) | 마음챙김; 마음이 삶을 어디까지 바꿀 수 있는가 | 더퀘스트

- Mosley, M. & Spencer, M.(2003) | The FastDiet | 이은경 역(2013) | 간헐적 단식법 | 서울: 토네이도

- Shanahan, C. & Shanahan, L.(2008) | Deep Nutrition: Why Your Genes Need Traditional Food | 박리라 역(2014) | 왜 우리는 전통음식을 먹어야 하는가 | 서울: 에코리브르

- Souccar, T.(2007) | Lait, mensonges et propagande | 김성희 역(2009) | 우유의 역습 | 서울: 알마